社区卫生服务技术规范丛书

社区2型糖尿病病例管理

（试　用）

主　　编　陈博文

编写人员（按姓氏笔画排序）

王　仲　王利红　刘　颖　刘利群

许樟荣　李子贵　李瑞莉　杜雪平

肖　峰　武阳丰　夏维波

北京大学医学出版社

图书在版编目（CIP）数据

社区2型糖尿病病例管理（试用）/陈博文主编．
北京：北京大学医学出版社，2008.3
（社区卫生服务技术规范丛书）
ISBN 978-7-81116-450-3

Ⅰ．社…　Ⅱ．陈…　Ⅲ．糖尿病－病案－管理　Ⅳ．R587.1

中国版本图书馆CIP数据核字（2008）第003753号

社区2型糖尿病病例管理（试用）

主　　编： 陈博文
出版发行： 北京大学医学出版社（电话：010-82802230）
地　　址：（100083）北京市海淀区学院路38号 北京大学医学部院内
网　　址： http：//www. pumpress. com. cn
E - mail： booksale@bjmu. edu. cn
印　　刷： 北京瑞达方舟印务有限公司
经　　销： 新华书店
责任编辑： 江　宁　　**责任校对：** 王怀玲　　**责任印制：** 张京生
开　　本： 850mm×1168mm　1/32　**印张：** 3.25　**插页** 1　**字数：** 48千字
版　　次： 2008年3月第1版　2008年3月第1次印刷
书　　号： ISBN 978-7-81116-450-3
定　　价： 8.80元

序

党中央、国务院高度重视城市社区卫生工作，并将发展社区卫生服务作为深化城市医疗卫生体制改革和有效解决群众看病难、看病贵等问题的重要举措，作为构建新型城市卫生服务体系的基础。2006年2月，《国务院关于发展城市社区卫生服务的指导意见》（国发〔2006〕10号）（以下简称《指导意见》）提出，到2010年，全国地级以上城市和有条件的县级市要建立比较完善的社区卫生服务体系，社区卫生服务机构设置合理，服务功能健全，人员素质较高，运行机制科学，监督管理规范，居民可以在社区享受到疾病预防等公共卫生服务和一般常见病、多发病的基本医疗服务。《指导意见》还明确要求健全社区卫生服务技术操作规程和工作制度。

近年来，在各级政府和各有关部门的共同努力下，城市社区卫生工作取得了积极的进展。目前，全国已建成社区卫生服务中心5000多个、社区卫生服务站近18000个，从事社区卫生工作的卫生技术人员达26万人。社区卫生服务功能不断完善，服务水平不断提高，并因其便捷、经济的特点受到群众的普遍欢迎。研究制订符合我国国情的社区卫生服务技术规范，对于规范社区卫生服务机构及其医务人员的专业技术行为，提高服务能力，保证服务质量，为居民提供安全、有效、便捷、经济的公共卫生和基本医疗服务具有重要意义。

为贯彻落实《指导意见》，我司委托中国社区卫生协会组织相关领域专家，以科学、有效、可行为原则，开展社区卫生服务技术规范的研究制订工作。现在已经完成了第一批技术规范的研制工作，并在东、中、西部遴选了十个城市进行试用，期待在实践应用中加以修改和完善。

现将第一批社区卫生服务技术规范丛书（试用）出版发行，供各地在工作中使用。随着社区卫生服务的发展，其他相关技术规范也将陆续推出。希望各地加强社区卫生服务技术规范（试用）的推广应用，加强内涵建设，促进社区卫生服务事业的健康、可持续发展。

卫生部妇幼保健与社区卫生司

2008年1月4日

前 言

社区卫生服务是城市卫生工作的重要组成部分，是实现人人享有基本医疗卫生服务的基础环节。我国的社区卫生服务经过了十年的发展，随着相关政策的逐步落实，社区卫生服务网络逐步健全。截至2007年4月，全国已设置2万多家社区卫生服务机构，在落实公共卫生任务和开展常见病、多发病的防治方面发挥着越来越重要的作用。

受卫生部妇幼保健与社区卫生司委托，中国社区卫生协会组织有关方面专家，在总结国内外成功经验和研究成果的基础上，按照连续性、综合性、可及性、主动性等全科医学理念，开展了社区卫生服务技术规范的研究制订工作，希望通过3～5年的努力，健全社区卫生服务技术体系。目前已经开展了一系列社区卫生服务技术规范的研制工作，包括《社区卫生诊断技术手册》、《社区居民健康档案》、《社区0～36个月儿童健康管理》、《社区孕产妇健康管理》、《社区中老年人健康管理》、《社区高血压病例管理》、《社区2型糖尿病病例管理》、《社区结核病病例管理》等。每项技术规范均经过相关专家、卫生行政部门人员、社区卫生服务机构管理人员和全科医生、社区护士等多次论证，并在一些地方进行了试用，在此基础上作了进一步的修改和完善。

社区卫生服务技术规范（试用）具有以下特点：

1. 强调在医疗卫生服务过程中，全科医生和专科医生的任务各有侧重，职责不同。全科医生负责在社区进行疾病筛查、重点人群和患者的健康管理；专科医生负责疾病诊断、治疗方案制订以及疑难杂症和危急重症的诊治。全科医生和专科医生之间形成双向转诊的合作关系。

2. 对社区居民，强调预防为主，防止疾病危险因素的发生。对已有危险因素的居民，通过进行健康教育和行为干预，督促其改变不良生活行为。做好疾病筛查工作，及时转诊确诊，做到疾病的早发现、早诊断、早治疗。

3. 对社区现患病人，强调防治结合，提高疾病管理效力，降低管理成本。通过对患者在社区的一对一连续综合的个案管理，建立有效的随访制度，密切医患关系，提高治疗依从性，进而增强健康干预效果，提高疾病控制率，切实改善患者健康状况，同时也有利于控制医疗费用。

4. 强调科学性、有效性和可行性并重。

希望社区卫生服务技术规范的推广使用，有助于加快提高社区卫生服务人员的基本技术能力和服务能力，规范卫生技术人员的服务行为，提高社区卫生服务质量，切实让居民享受到安全、有效、便捷、经济的公共卫生服务和基本医疗服务。

本次研究制订社区卫生服务技术规范，为我国社区卫生发展中的首次尝试。受水平所限，书中难免有不足甚至错误之处，恳请各位同仁提出宝贵意见，以便我们再版时改正，并在研制其他技术规范时借鉴。

《社区卫生服务技术规范丛书（试用）》编委会

2008 年 1 月 4 日

社区卫生服务技术规范丛书（试用）编委会

李新华	卫生部妇幼保健与社区卫生司
杜雪平	北京月坛社区卫生服务中心
杨　哲	科技部社会发展司
杨文秀	天津市医学科技信息研究所
邵瑞太	世界卫生组织慢性非传染性疾病预防与控制部
陈旭利	卫生部科技教育司
陈博文	首都儿科研究所
周　巍	卫生部妇幼保健与社区卫生司
武阳丰	北京大学医学部
金生国	卫生部妇幼保健与社区卫生司
秦　耕	卫生部妇幼保健与社区卫生司
曹　彬	卫生部妇幼保健与社区卫生司
梁晓峰	中国疾病预防控制中心
曾学军	北京协和医院
董燕敏	天津市社区卫生协会
端木宏谨	中国防痨协会
滕红红	首都儿科研究所

目　录

社区2型糖尿病病例管理初诊流程图

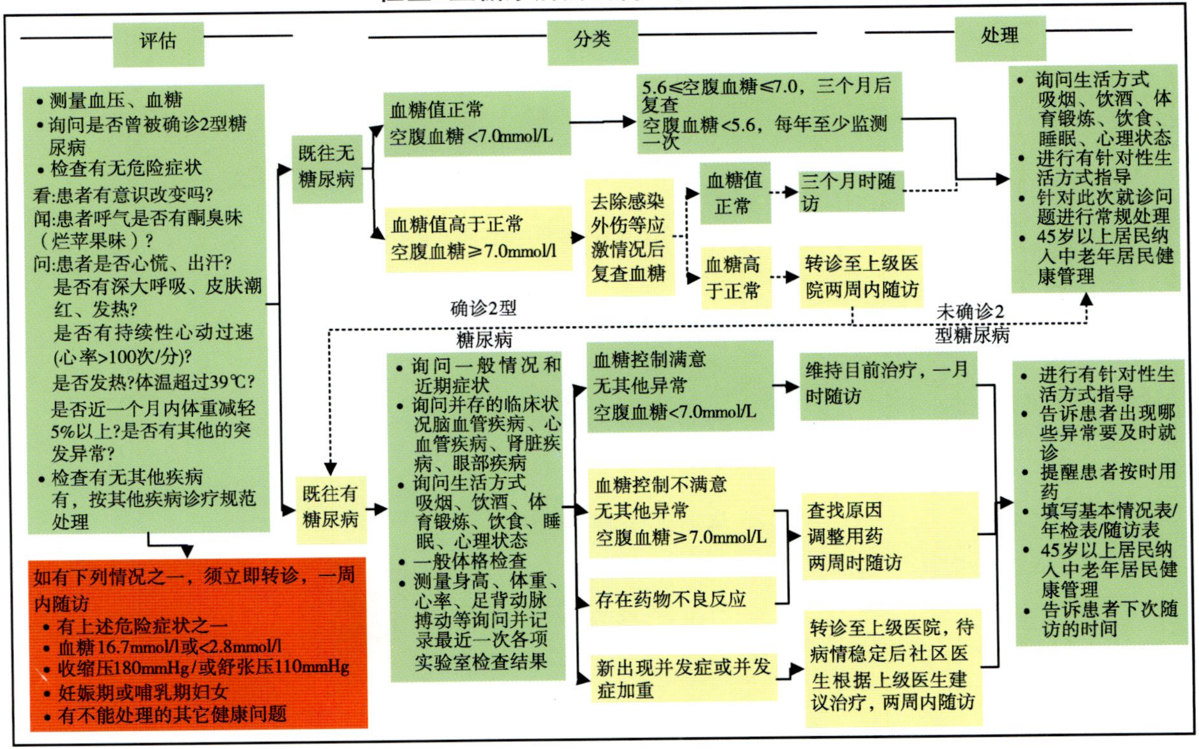

社区2型糖尿病病例管理随访流程图

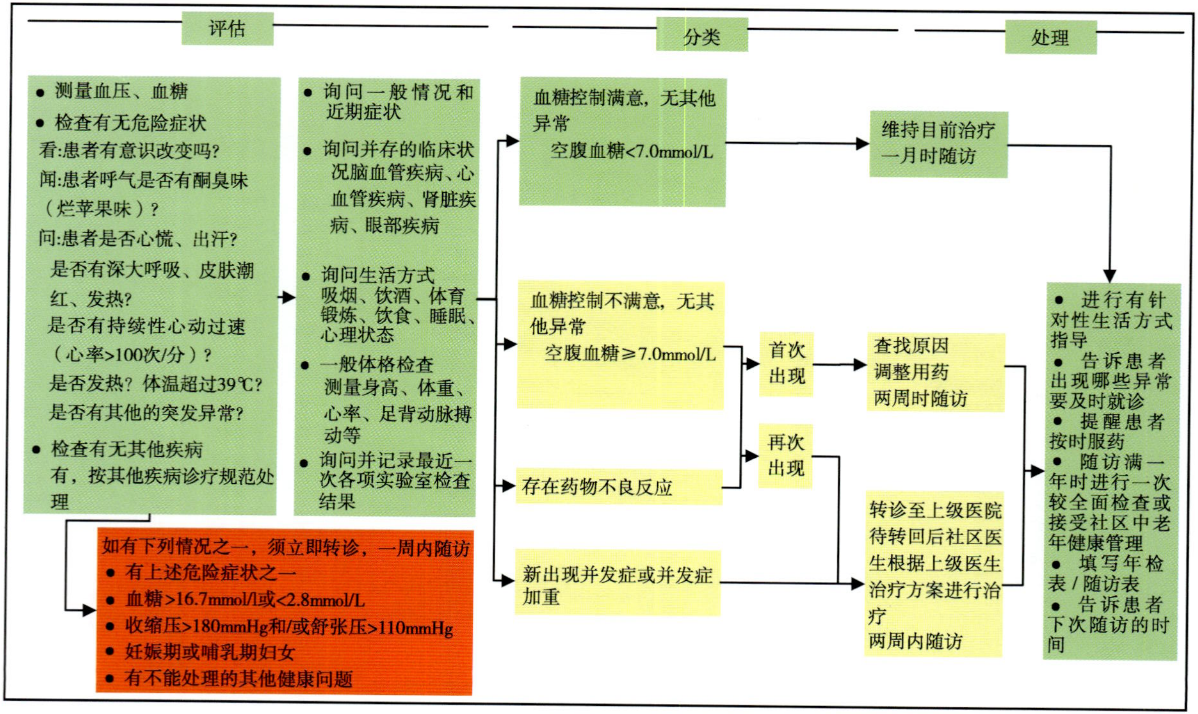

第一部分

社区糖尿病病例管理方法

糖尿病是一种常见的内分泌代谢疾病，随着生活方式的改变和老龄化进程的加速，我国糖尿病的患病率正在呈快速上升趋势，成为继心脑血管疾病、肿瘤之后的另一个严重危害人民健康的重要慢性非传染性疾病。它的急、慢性并发症，尤其是慢性并发症累及多个器官，致残、致死率高，严重影响患者的身心健康，并给个人、家庭和社会带来沉重的负担。

在本规范中，我们根据社区卫生服务机构的特点制定了社区医生在对居民进行糖尿病筛查或随访 2 型糖尿病患者时的工作流程，我们将此过程分为评估、分类和处理三个步骤。其中评估即是询问病史和一般体格检查的过程；分类是根据评估结果确定患者的病情严重程度，以给予不同的处理；处理即对患者进行治疗，包括给患者开出处方、根据患者的生活方式给予健康教育、告诉患者下一次来就诊的时间等内容。

社区医生应根据流程图及以下说明为社区内的居民/患者提供服务。

第一章　社区2型糖尿病病例管理初诊流程图说明

社区2型糖尿病病例管理初诊流程图适用的对象是第一次前来社区卫生服务机构接受服务的居民，目的是对居民进行筛查，及时发现患者以及将已经确诊的患者纳入病例管理。

说明：在糖尿病社区病例管理初诊流程图中以不同的颜色表示对患者的处理方式。绿色为所有适用对象均应完成的内容；黄色表示患者应在社区卫生服务机构中处理，但需社区医生对其给予额外关注；红色表示患者病情较危急，须引起高度注意，应立即转诊。

第一节　评　估

无论是否患有糖尿病，对第一次前来社区卫生服务机构接受服务的居民应进行较全面检查，均应建议检查空腹血糖并进行较全面评估，若存在危险体征应迅速转诊。

评估的主要步骤包括测量空腹血糖、血压，评估是否存在需要转诊的危急症状。如不需转诊，则对居民进行分类。

说明：空腹血糖指被检测居民在8～14小时内无任何热量摄入。

一、测量血糖、血压

1. 建议所有一年内未监测过血糖的35岁以上居民接受血糖检测；同时测量血压。

2. 若有条件，建议所有一年内未监测过血糖的居民测量血糖。

根据血糖和血压结果进行判断

3. 血糖：

→如果血糖＞16.7mmol/L怀疑酮症酸中毒，血糖＜2.8mmol/L，怀疑低血糖，应紧急处理后转诊（具体措施见第二部分第三章“双向转诊原则”）。

4. 血压：

→如果收缩压≥180mmHg（24.0kPa）和/或舒张压≥110mmHg（14.6kPa），怀疑高血压危象，应紧急处理后立即转诊（具体处理措施参见《社区高血压病例管理》技术规范）。

→糖尿病患者的理想血压应控制在130/80mmHg（17.3/10.7kPa）内。如果首次发现患者的收缩压≥130mmHg（17.3kPa）和/或舒张压≥80mmHg（10.7kPa），则应建议患者去上级医院进一步检查，若确诊，同时纳入高血压病例管理。

5. 如果2.8mmol/L＜血糖＜16.7mmol/L且收缩压＜180mmHg（24.0kPa）且舒张压＜110 mmHg（14.6kPa），继续以下步骤。

二、检查居民是否存在危险情况

1. 患者有意识改变吗？

→当出现意识模糊、瞻妄、昏迷等情况时，须在紧急处理后立即转诊。

2. 当时是否有如下情况？

→患者呼气是否有酮臭味（烂苹果味）？

——怀疑酮症酸中毒

→患者是否心慌、出汗？——怀疑低血糖症

→是否有深大呼吸、皮肤潮红、发热？

——怀疑酮症酸中毒

→是否有持续性心动过速（心率超过100次/分）？

→是否发烧，体温超过39℃？

——糖尿病患者体温过高时血糖难以控制

→是否有其他的突发异常，如视力突然骤降？

——怀疑患者出现新的并发症

→患者是否处于妊娠期或哺乳期？

出现上述危险情况之一或有不能处理的其他疾病，须在紧急处理后立即转诊。

若无需要转诊的情况，继续以下评估。

三、无危及生命情况居民评估步骤

1. 询问是否曾在其他医院确诊过 2 型糖尿病，根据居民的回答分为两类

→既往无 2 型糖尿病

→既往患 2 型糖尿病

2. 对既往无 2 型糖尿病的居民结合此次血糖检测的结果进行评估

3. 对既往患糖尿病的居民进行如下评估

①询问居民基本信息：姓名、病历号等。

②询问近期是否有如下症状和体征：

→多食、多饮、多尿、消瘦、乏力、视力模糊、浮肿、手脚麻木、手足疼痛、四肢发凉、皮肤感染等。

③询问是否有并存的临床状况：

→脑血管疾病、肾脏疾病、眼部疾病、神经系统疾病。

④生活方式：

→吸烟、饮酒、体育锻炼、饮食、睡眠、心理状态。

⑤进行一般体格检查：身高、体重、心率、脉搏、腰围、臀围、足背动脉搏动，计算BMI。

→体质指数（BMI）：正常体重，18.5＜BMI＜23.9 kg/m^2；超重或肥胖：BMI＞24 kg/m^2。

说明：BMI测量方法：直立、免冠、脱鞋并仅穿内衣情况下测体重及身高。BMI＝体重（kg）/身高（m）^{2}。

→腰围：男性＞85cm（2尺6寸）、女性＞80cm（2尺4寸）提示向心性肥胖。

说明：腰围测定：需两足分开（距离25～30cm）并直立。测量部位在骨性胸廓最下缘与髂嵴最上缘的中点水平面。

→如触摸不到足背动脉搏动，应转诊。

⑥进行如下辅助检查或记录最近1次（3个月内）在其他医院的检查结果。

→视力、眼底、糖化血红蛋白（HbA1c）、血常规、尿常规、24小时尿白蛋白定量或尿白蛋白与肌酐比值、总胆固醇、高密度脂蛋白、低密度脂蛋白、甘油三酯、尿蛋白、尿酸、Cr、BUN、K、Na、心电图。

→如有必要，根据专科医生建议进行超声、X线等检查。

说明：若患者近期未进行上述检查，建议患者在接受病例管理前进行1次较全面的实验室检查。对本社区卫生服务机构无相应检查条件的项目，可建议患者每年到上级医院进行1次全面检查。

第二节　分　类

根据社区卫生服务机构的特点，我们将就诊时无紧急情况的2型糖尿病患者的管理重点集中在血糖控制上。初诊时，按照居民的既往患病情况，将患者分为既往无糖尿病和既往患糖尿病两大类，再根据患者不同情况分为若干类别：

一、既往未被确诊为2型糖尿病患者

→血糖值正常

→血糖值高于正常

二、既往曾被其他医院确诊为 2 型糖尿病患者

→血糖控制满意（空腹血糖<7.0mmol/L），无其他异常

患者病情平稳，血糖控制满意，没有出现药物不良反应，原有并发症控制平稳，没有新的并发症出现。

→血糖控制不满意（空腹血糖≥7.0mmol/L）无其他异常

患者没有出现药物不良反应，原有并发症控制平稳，没有新的并发症出现，没有创伤、急性感染等情况下，出现血糖控制不满意。

→存在无法耐受的药物不良反应

无论患者血糖控制情况如何，根据患者用药情况，出现与目前所用降糖药物相关的不良反应。

→有新的并发症出现或并发症出现异常

无论患者血糖控制情况如何，患者原有并发症加重或出现新的并发症。

第三节　处　理

对于不同的就诊者，我们应根据分类结果进行不同

的处理。对于未患糖尿病的，要告诉居民定期测量血糖；对于可能患糖尿病的患者，要告诉患者进行复查，必要时协助患者转诊到上级医院；对于已确诊的糖尿病患者，要纳入本规范进行病例管理，并建议所有 45 岁以上患者加入社区中老年健康管理，以实现对健康的全方位管理。同时针对每位就诊者的具体情况进行生活方式指导。具体如下：

一、根据分类结果选择

（一）既往无 2 型糖尿病

1. 此次血糖值正常

→若空腹血糖 5.6 mmol/L～7.0 mmol/L（称为空腹血糖受损 IFG）；告诉患者空腹血糖在这个程度时，患糖尿病的危险性较高，一定要加强对不良生活方式的改进，3 个月时随访。询问居民的生活方式，进行有针对性健康教育。对于 45 岁以上建议居民进入社区中老年健康管理。

→若 2.8 mmol/L＜空腹血糖＜5.6 mmol/L，告诉居民应每年监测 1 次血糖。询问居民的生活方式，进行有针对性健康教育。对于 45 岁以上建议居民进入社区中老年健康管理。

→针对此次就诊问题，如符合其他疾病管理规范，纳入管理；若没有，按常规诊疗方式处理。

2. 此次血糖值高于正常

告诉患者此次血糖高于正常，有患糖尿病的可能性，但1次测量出的血糖升高，不一定就是糖尿病，去除可能引起血糖升高（如患病的急性期、感染、应激等）原因后3天内再到社区卫生服务机构测量。如果再次测量血糖结果仍然高于正常，告诉患者由于社区卫生服务机构条件有限，建议并协助患者向上级医院转诊。

→针对此次就诊问题，如符合其他疾病管理规范，纳入管理；若没有，按常规诊疗方式处理。

在2周内与患者联系，了解其是否到上级医院就诊及诊断情况

→若患者已被确诊为糖尿病，将患者纳入社区糖尿病病例管理。

→若患者未被确诊为糖尿病，告诉患者3个月后至少要再测量1次血糖。询问患者的生活方式，进行有针对性健康教育。

→对于45岁以上居民建议进入社区中老年健康管理。

说明：流程图中虚线部分表示在居民初诊时发现血糖值超过正常后进行的管理过程，不能在此次完成。

（二）既往被确诊 2 型糖尿病

根据检查结果和评估结果，判断患者是否有药物不良反应、是否有并存的临床症状、是否有新的并发症出现或并发症出现异常。

1. 此次血糖控制满意，无其他异常

→继续原方案治疗，告诉患者要规律服药，在满 1 月时随访。

2. 此次血糖控制不满意，无其他异常

说明：根据患者的病情控制情况，社区医生可以为患者调整 1 次药物，包括药物剂量和种类的改变。具体用药方法请参考第二部分第二章“2 型糖尿病的药物治疗”。

询问患者是否按照医生要求规律服药

→患者是规律服药

✓ 若血糖异常为现用药物无效果，换用不同类的另一种药物，2 周时随访。

✓ 若血糖异常原因为现用药物有部分效果，则考虑调整现用药物剂量或加用不同类的第二种药物，2 周时随访。

→患者未规律服药

✓ 若未规律服药的原因为现用药物不良反应较大，则对患者进行对症治疗并换用不同类的另一种药物，2 周时随访。

✓ 若未规律服药的原因为经常遗忘或担心药物的不良反应，则医生要强调坚持服药在糖尿病控制中的重要意义，督促患者按医嘱服药；2 周时随访。

3. 出现难以耐受的药物不良反应

→患者在治疗过程中出现无法耐受的不良反应，换用不同类的另一种药物，2 周时随访。

4. 若有新的并发症出现或并发症出现异常

→建议并协助患者向上级医院转诊，并在 2 周内随访，待转回后按照上级医生的治疗意见进行病例管理。

5. 若血糖控制差的原因难以解释，则建议并协助患者向上级医院转诊，2 周内随访

说明：对病情控制稳定的患者，可以采用患者到社区卫生服务机构就诊、给患者打电话、到患者家中访问等方式，随访内容包括对建议转诊的患者询问是否去上级医院就诊，就诊的结果如何；督促患者按时服药；询问患者生活方式改变的情况等。但对病情控制不稳定的患者，随访应为面对面式的随访。

二、对所有的糖尿病患者

1. 若同时患有其他疾病，要根据其他疾病诊疗规范

进行管理。对于45岁以上患者，建议其加入社区中老年健康管理。

2. 告诉患者

→参加病例管理花费少且危险性小。

→生活方式的调整可有效降低血糖并减少患心血管疾病的危险。即使单独通过生活方式的调整不足以控制血糖，也能够减少降糖药物的数量和剂量。

→下次随访的时间。

3. 对患者进行有针对性健康教育

糖尿病教育对于成功的自我管理是十分必要的。患者应该知道：

→什么是糖尿病及严格控制血糖的意义。

→并发症的危险性，特别是足部护理的重要性。

→与患者一起制定个体化治疗目标，根据治疗目标对患者进行生活方式教育及指导。

→如何应付患病、低血糖、应激及外科手术等紧急状态。

✓ 糖尿病患者患任何其他疾病均可使代谢控制迅速恶化，应指导病人采取必要的措施：

◆不要停口服降糖药或胰岛素。

◆主动饮水，保证液体摄入——清汤、水、清茶等。

◆如不能进食，应代之以果汁、非酒精饮料或其他含糖的液体。

◆如果可能，自我监测血糖。每天至少测 4 次血糖；必要时加测尿酮。

◆如持续呕吐、腹泻或困乏，应立即到医院就诊。

✓ 对服用磺酰脲类药物和使用胰岛素的患者要警惕低血糖反应或低血糖昏迷的出现。

✓ 患糖尿病的妇女在妊娠期要给予特别注意血糖和血压的控制以及加强监测。

4. 自我监测血糖或尿糖

所有糖尿病患者均适用血糖自我监测，尤其是用胰岛素的患者。如果有条件，要求患者能够在家进行自我血糖监测，并教给患者如何操作、结果判断以及需要采取的紧急措施。如果不能实行血糖监测，用尿糖监测替代也是可以接受的。

→监测时间：餐前、临睡前。

→监测频率：血糖控制良好或稳定的病人应每周监测 1 天或 2 天，血糖控制差/不稳定的病人或患其他急性病者应每天监测直到血糖得到控制。

→尿糖的控制目标是阴性。在急性病期间一定要检查尿酮体。

→注意好每次血糖测量的时间和结果，随访时带去请医生参考。

5. 告诉患者如有下列异常须立即复诊

→意识改变，出现意识模糊、瞻妄、昏迷等情况

→呼气有酮臭味（烂苹果味）

→心慌、出汗

→有深大呼吸、皮肤潮红、发热

→视物模糊

6. 建立健康档案，填写记录表

→若患者尚未建立居民个人健康档案，告诉居民建立个人健康档案的意义。填写个人一般情况表（见附件表1）。

→对已建立居民个人健康档案的患者（包括此次就诊前已建立个人健康档案的患者）进行一次较全面的体检和评估，填写糖尿病患者年检表（见附件表2，包括表2.1、2.2、2.3、2.4，其中表2.1中特殊人群检查中非糖尿病检查项目不填写）。

→糖尿病患者在每次管理过程中，社区医生要填写糖尿病患者随访表（见附件表 3），此表每次随访时填写。——初诊时也要填写随访表。

第二章　社区 2 型糖尿病病例管理随访流程图说明

社区 2 型糖尿病病例管理随访流程图适用的对象是已接受病例管理的 2 型糖尿病患者。目的是对患者进行随访，提高患者对治疗的依从性，及时发现患者的异常，实现对 2 型糖尿病的管理过程。

说明：与初诊流程图相同，社区 2 型糖尿病病例管理随访流程图中以不同的颜色表示对患者的处理方式。绿色为所有适用对象均应完成的内容；黄色表示患者应在社区卫生服务机构中处理，但需社区医生对其给予额外关注；红色表示患者病情较危急，须引起高度注意，应立即转诊。

第一节　评　估

社区医生应主动对患者进行随访，提醒患者遵从医嘱，发现危险情况应迅速转诊。

一、测量血糖、血压

1. 如患者就诊时符合空腹血糖条件，测量值为空腹血糖值，否则为随机血糖值。
2. 如果患者在就诊时没有危险体征，可只为患者测量单侧血压。

根据血糖和血压结果进行判断

3. 血糖

→如果血糖＞16.7mmol/L，怀疑酮症酸中毒；血糖＜2.8mmol/L，怀疑低血糖，应紧急处理后转诊。

4. 血压：

→如果收缩压≥180mmHg（24.0kPa）和/或舒张压≥110mmHg（14.6kPa），怀疑高血压危象，应紧急处理后立即转诊（具体处理措施参见《社区高血压病例管理》技术规范）。

→糖尿病患者的理想血压应控制在130/80 mmHg（17.3/10.7kPa）内。如果首次发现患者的收缩压≥130mmHg（17.3kPa）和/或舒张压≥80mmHg（10.7kPa），则应建议患者去上级医院确诊高血压，若确诊，同时纳入高血压病例管理。

5. 如果 2.8mmol/L<空腹血糖<16.7mmol/L 且收缩压<180mmHg（24.0kPa）并且舒张压<110mmHg（14.6kPa），继续以下步骤。

二、检查居民是否存在危险情况

1. 患者有意识改变吗？

→当出现意识模糊、瞻妄、昏迷等情况时，须在紧急处理后立即转诊。

2. 当时是否有如下情况？

→患者呼气是否有酮臭味（烂苹果味）？

——怀疑酮症酸中毒

→患者是否心慌、出汗？　——怀疑低血糖症

→是否有深大呼吸、皮肤潮红、发热？

——怀疑酮症酸中毒

→是否有持续性心动过速（心率超过 100 次/分）？

→是否发热，体温超过 39℃？

——糖尿病患者体温过高时血糖难以控制

→是否有其他的突发异常，如视力突然骤降？

——怀疑患者出现新的并发症

→患者是否处于妊娠期或哺乳期？

出现上述危险情况之一或有不能处理的其他疾病，

须在紧急处理后立即转诊。

若无需要转诊的情况，继续以下评估。

三、对居民进行评估

1. 记录患者基本信息：姓名，病历号，就诊日期等。

2. 询问近期是否有如下症状和体征

→多食、多饮、多尿、消瘦、乏力、视力模糊、浮肿、手脚麻木、手足疼痛、四肢发凉、皮肤感染等。

3. 询问是否有新出现的临床状况

→脑血管疾病、肾脏疾病、眼部疾病、神经系统。

4. 生活方式

→吸烟、饮酒、体育锻炼、饮食、睡眠、心理状态。

5. 随访时记录上次随访到目前的实验室检查结果。

→在随访满1年时进行1次较全面体格检查，记录在年检表上。

→视力、眼底、糖化血红蛋白（HbA1c）、血常规、尿常规、24小时尿白蛋白定量或尿白蛋白与肌酐比值、总胆固醇、高密度脂蛋白、低密度脂蛋白、甘油三酯、尿蛋白、尿酸、Cr、BUN、K、

Na、心电图。如有必要，根据专科医生建议进行超声/X线检查。

6. 测量患者的体重、腰围、心率。

→体质指数（BMI）：BMI在18.5～23.9kg/m^{2}为正常体重，超过24kg/m^{2}提示超重或肥胖。

→腰围：男性超过85cm（2尺6寸）、女性超过80cm（2尺4寸）提示向心性肥胖。

第二节　分　类

根据社区卫生服务机构的特点，我们将糖尿病患者病例管理的重点集中在糖尿病患者的血糖控制，依据血糖和药物不良反应及并发症等情况将患者分为如下类别：

一、血糖控制满意（空腹血糖<7mmol/L），无其他异常

患者病情平稳，血糖控制满意，没有出现药物不良反应，原有并发症控制平稳，没有新的并发症出现。

二、血糖控制不满意（空腹血糖<7mmol/L）无其他异常

患者没有出现药物不良反应，原有并发症控制平稳，没有新的并发症出现。没有创伤、急性感染等情况

下，出现血糖控制不满意，空腹血糖<7mmol/L。

三、存在无法耐受的药物不良反应

无论患者血糖控制情况如何，根据患者用药情况，出现与目前所用降糖药物相关的不良反应。

四、有新的并发症出现或并发症出现异常

无论患者血糖控制情况如何，患者原有并发症加重或出现新的并发症。

第三节　处　理

对于不同的就诊者，我们应根据分类结果进行不同的处理。同时针对每位就诊者的具体情况进行生活方式指导。具体如下：

一、根据分类结果选择

症状、是否有新的并发症出现或并发症出现异常。

1. 此次血糖控制满意，无其他异常

→继续原方案治疗，告诉患者要规律服药，在满 1 个月时随访。

2. 此次血糖控制不满意，无其他异常

询问患者是否按照医生要求规律服药

→患者是规律服药

✓若血糖异常为现用药物无效果，换用不同类的另一种药物，2 周时随访；

✓若血糖异常原因为现用药物有部分效果，则考虑调整现用药物剂量或加用不同类的第二种药物，2 周时随访；

✓若患者上次就诊时已调整过用药，此次血糖仍然未达到控制目标，建议并协助患者转诊到上级医院，2 周内随访。

→患者未规律服药

✓若未规律服药的原因为现用药物不良反应较大，则对患者进行对症治疗并换用不同类的另一种药物，2 周时随访；

✓若未规律服药的原因为经常遗忘或担心药物的不良反应，则医生要强调坚持服药在糖尿病控制中的重要意义，督促患者按医嘱服药；2 周时随访。若患者上次就诊时已调整过用药，此次血糖仍然未达到控制目标，建议并协助患者转诊到上级医院，2 周内随访。

3. 出现难以耐受的药物不良反应

✓患者在治疗过程中出现无法耐受的不良反应，换用不同类的另一种药物，2 周时随访；

✓ 若患者上次就诊时已调整过用药，此次血糖仍然未达到控制目标，建议并协助患者转诊到上级医院，2 周内随访。

4. 若有新的并发症出现或并发症出现异常

✓ 建议并协助患者向上级医院转诊，并在 2 周内随访，待转回后按照上级医生的治疗意见进行病例管理。

二、对所有的患者

1. 若同时患有其他疾病，要根据其他疾病诊疗规范进行管理

2. 根据患者的个体情况，进行有针对性的健康教育

3. 告诉患者如有下列异常须立即复诊

→意识改变，出现意识模糊、瞻妄、昏迷等情况

→呼气有酮臭味（烂苹果味）

→心慌、出汗

→有深大呼吸、皮肤潮红、发热

→视物模糊

4. 建立健康档案，填写记录表

→对于已确诊糖尿病患者，每年进行 1 次较全面体检和评估，填写糖尿病患者年检表（见附件二表 2，包括表 2.1、2.2、2.3、2.4，其中表 2.1 中

特殊人群检查中非糖尿病检查项目不填写)。

→糖尿病患者在每次管理过程中，社区医生要填写糖尿病患者随访表（见附件表3)，此表每次随访时填写。

说明：对空腹血糖连续3次控制满意的患者，可每3个月检查1次餐后血糖，若餐后血糖高于10.0mmol/L，应按照血糖控制不满意的患者分类类别进行处理。若餐后血糖控制满意，则按照血糖控制满意的患者分类类别进行管理。

第二部分

社区 2 型糖尿病防治适宜技术

根据社区卫生服务机构实际情况和循证医学证据，我们对糖尿病的防治技术，如非药物治疗、药物治疗等方面提供如下建议，供社区医生参考。

第一章　糖尿病的非药物治疗

对所有2型糖尿病患者来说，生活方式调整是基础治疗。要根据患者的实际情况，如工作、生活条件等，来决定适合的饮食和运动治疗方案。特别是对于空腹血糖受损者（IFG），相对中等程度地纠正生活方式就会产生健康效益。

一、膳食

1. 目的：

→纠正代谢紊乱

→减轻胰岛负荷

→改善整体的健康水平

→有利于减肥

→降低餐后高血糖

→有利于防治并发症

2. 理想体重计算：标准体重（kg）＝身高（cm）－105，理想体重＝标准体重±10%；

超过标准体重20%为肥胖；低于标准体重的

20％为消瘦。

3. 饮食：

→碳水化合物（主要为主食）：应占每日总热量的 50％～65％

→脂肪：应占每日总热量的 20％～30％

→每日蛋白质：＜15％总热量

→食盐：＜6g/d

→限制饮酒

4. 制定膳食总原则：

→合理控制总热能，摄入量以达到或维持理想体重为宜。

成人糖尿病患者每日热能供给量（kcal/kg 标准体重）

劳动（活动）强度	消瘦	理想	肥胖
重体力活动（如搬运工）	45～50	40	35
中体力活动（如电工安装）	40	35	30
轻体力活动（如坐式工作）	35	30	20～25
休息 状态（如卧床）	25～30	20～25	15～20

* 于康.《糖尿病营养治疗》北京协和医院营养科。

举例：患者赵××，男性，55 岁，身高 175cm，体重 88kg，职业：会计。

第一步：计算标准体重：175－105＝70（kg），实际体重 88kg，超过标准体重的 20％，属肥胖，职业会计属轻体力劳动。

第二步：计算每日所需热量：按照上表，每日应摄入量热能标准为20～25kcal/（kg/d），则每天所需总热量：70×（20～25）kcal/（kg/d）＝1400～1750kcal

→平衡膳食，选择多样化、营养合理的食物

可多吃：	作为每餐的基础，如小麦、大米、扁豆、豆荚、蔬菜、新鲜水果（不甜的）
适量吃：	少量富含蛋白质的食物，如鱼、海产品、瘦肉、去皮鸡肉、坚果、低脂奶制品
少　吃：	尽量少摄入脂肪、糖和酒精，如肥肉、黄油、油料等

→限制脂肪摄入量：占饮食总热量的25%～30%甚至更低，应控制饱和脂肪酸的摄入，使其不超过总脂肪量的10%～15%，胆固醇摄入量应控制在300mg/d以下。

→适量选择优质蛋白质：糖尿病患者每日蛋白质消耗量大，摄入应接近正常人的标准，蛋白质占总热能的12%～15%，其中至少1/3来自动物类优质蛋白和大豆蛋白。

→放宽对主食类食物的限制，减少或禁忌单糖及双糖食物：结合我国居民的膳食特点，碳水化合物的供给量应占总热能的55%～65%。如喜欢甜食，可用含无热量、且无营养性的甜味剂食品，如蛋白糖、糖精、甜菊糖等。

→无机盐、维生素、膳食纤维要充足合理：对于病情控制不好的患者，糖异生作用旺盛，应补充糖异生过程消耗的B族维生素；对于高血压病人，应限制钠盐的摄入，每日食盐少于6g，防止高血压难以控制；对于病程长的老年患者，应注意供给充足的钙，保证每日摄入1000～1200mg，防治骨质疏松。提倡糖尿病患者的膳食中增加膳食纤维量，每日20～35g，以进食天然食物为佳，并应与含高碳水化合物的食物同时食用。供给充足的铬、锌、锰等微量元素对于糖尿病的治疗有一定的帮助。

→限制饮酒：特别是肥胖、高血压和/或高甘油三酯的患者。酒精还可引起使用磺脲类或胰岛素治疗的患者出现低血糖。

→餐次安排要合理：糖尿病患者一日至少保证三餐。按早、午、晚餐各1/3的热量；或早餐1/5，午、晚餐各2/5的主食量分配。在活动量稳定的情况下，要求定时定量。

二、控制体重

超重和肥胖与糖尿病的患病密切相关，总体脂和（或）局部腹部，尤其是腹腔内体脂增加分别是糖尿病的独立风险因素。肥胖特别是中心性或躯干性肥胖，是胰岛素抵抗的主要决定因素。

1．目的：

要使肥胖者的体重长期降至正常的可能性较小。减肥的目标是至少使体重持久降低当前体重的5%～15%。肥胖的糖尿病患者常伴血脂紊乱及高血压以及其他动脉粥样硬化的危险因素，因此防治的目的是有效控制高血糖，同时减少其他危险因素对机体的损害。

2．治疗目标包括：

→有效降低体重

→减轻胰岛素抵抗

→良好控制血糖

→改善脂代谢

→合理调整血压

3．非药物治疗：

→加强肥胖对糖尿病影响的认识，明确其对健康的风险。

→重塑个体习惯模式（生活方式和饮食结构），饮食治疗包括选择合适的食物，每日摄食量均衡，有规则的进食时间及适当热卡控制。

✓ 适宜的饮食结构：全日总能量中，脂肪占20%～30%，碳水化合物占55%～65%，蛋白质占15%。

✓ 鼓励进食新鲜水果、蔬菜和全麦食品（杂粮），应戒酒，并限制食盐，每日盐摄入量少于6g为宜。

✓ 热卡控制：可在原有热卡摄入基础上减少每日热卡总量，肥胖者多数能耐受减少500～600kcal/d的饮食，对BMI≥30者，可酌情给予1000kcal/d的低热卡饮食。

→强调体力活动在治疗中的作用，提倡每日进行轻～中等强度体力活动30分钟，如骑自行车、擦地板、散步、跳舞等。也可进行高强度的活动，时间宜在10分钟内，如慢跑、游泳、打篮球等。应在进行运动前综合患者个体情况规定运动量，并在进行中不断监测及修正。

4. 药物治疗：

→能量摄入抑制剂：目前应用的是中枢神经末梢去甲肾上腺素和5-羟色胺的再摄取抑制剂。如西布曲明，一般剂量是5～15mg/d，可减轻原体重的5%～15%。

→胃肠道脂肪吸收抑制剂：目前应用的一种半合成脂酶抑制素衍化物，如赛尼可，一般剂量为每次120mg，每日3次，最大可达到抑制30%脂肪吸收的效果。

三、进行有规律的体育锻炼

1. 目的：体力活动在糖尿病的治疗中起到重要的作用，会增加胰岛素敏感性，因而改善血糖控制；还能帮助减轻体重，能增强患者的体力和心肺功能，促进身心健康；规律运动还对冠心病、高血压、高胰岛素血症、中心性肥胖和血脂异常有改善作用。

2. 评估：运动治疗前对糖尿病患者的健康状况要作评估。下列情况不适宜运动治疗

→冠心病伴心功能不全

→增殖性视网膜病变

→临床蛋白尿性肾病

→糖尿病严重神经病变

→足部溃疡

→急性代谢并发症期

→血糖控制很差

3. 运动类型：如果无运动禁忌证，患者可自由选择运动项目，一般以适量、全身性、有节奏性的有氧运动为好，如慢跑、快走、体操、游泳、舞蹈等。耐力性运动如举重也很有效，但容易发生骨关节和心血管并发症，应慎重选择。

运动类型

少　做	尽量避免坐式活动，如看电视、上网、长时间使用计算机等
按时做	从事娱乐性运动，如快走、园艺、门球、举重、骑车、羽毛球等
每天做	养成健康的习惯，如步行而不是坐车去商店、爬楼梯而不使用电梯、在办公室走到同事那里而不使用电话、遛狗等

4. 方法：

→运动时间：一般应在饭后 1 小时后开始，每次 20～60 分钟，每次运动时，达到最大耗氧量（VO_2 max）(50%～70%的有氧运动应持续 20～45 分钟，时间过短不会起到理想效果，过长则容易损伤肌肉骨骼。

→运动频率：要改善胰岛素敏感性和血糖控制，每周运动至少 3 次或隔日 1 次。如果降低体重为主要目的，则每周应运动 5 次以上。

→运动强度：为使心血管系统最大受益，无严重糖尿病并发症和运动中血压波动不大者，一般说运动时收缩压不要超过180mmHg（24.0kPa），运动强度达到最大氧耗量（VO_2 max）的50%～70%，<50%的有氧运动如步行和跳舞对心血管也有益，应长期坚持。

说明：计算最大耗氧量的50%～70%：即求出运动时应达到的最大心率（ME50%）ME50%＝50%〔（220－患者年龄）－基础心率（清晨起床前）〕＋基础心率或ME50%＝（60%～85%）（220－年龄）。此公式在实际中应灵活掌握。

→运动方式：正式运动前需作5～10分钟低强度有氧热身运动。一次运动后应作至少5～10分钟的放松运动，以减少运动后低血压和其他心血管、骨骼系统并发症。

5. 注意：

→运动项目要与患者的年龄、社会、经济、文化背景及体质相适应。将对健康有益的体力活动方式融入日常的生活中，如爬楼梯而不是坐电梯、走路上班少坐车等。

→保证机体充分的水化，避免脱水。

→运动前后检查足部健康状况，注意足部保护，要穿着舒服的鞋袜。

→代谢控制很差时停止运动。

→避免在过冷或过热环境中运动。

→要告诉患者，如做突然或激烈的运动要调整食物（进食适量的淀粉类食物）及药物（磺脲类口服降糖药或胰岛素）以免发生低血糖。

→运动中血压如果升高过多，运动后易出现体位性低血压，可诱发眼底出血，加重退行性关节病变，发生外伤等，在运动治疗前要有心理准备，制订预防措施。

→用胰岛素者，应在运动前、中、后自我监测血糖。

四、戒烟

吸烟可能与糖尿病的发病有关，并促进糖尿病大血管并发症的发生和发展，也是促使糖尿病患者早亡的主要原因之一。因此糖尿病患者应当戒烟。戒烟的干预方式包括行为重塑和药物治疗。

在社区卫生服务机构中，除播放有关戒烟的宣传片、摆放有关资料外，最有效的方法是医务人员与患者之间一对一的咨询。一般认为，咨询次数越多，时间越长，成功率越高。因此在随访中，对吸烟的患者，医务人员要根据患者的自身情况给予戒烟的建议，如用明确而强烈的言词向患者讲明吸烟对糖尿病额外增加的危险性，告诉其戒烟的必要性，敦促其戒烟。与患者共同制定年度戒烟目标，在每次随访时评估戒烟的进展，制定下次随访的目标。有关烟瘾程度的评估和具体的戒烟办法见下。

1．首先，判断患者的烟瘾程度，填写下面问卷：

问题	答案分数			
	3	2	1	0
1．你早上醒来多久才会吸第一口烟？	5分钟内	6～30分钟	31～60分钟	>60分钟
2．你是否感到在不准吸烟的地方克制吸烟是非常困难的？			是	否
3．你最不愿意放弃在何时吸香烟？			早上第1口	其他所有时间
4．你每天吸多少支烟？	≥31支	21～30支	11～20支	≤10支
5．你是否早上起来的1小时内所吸的烟比其他时间更多？			是	否
6．当你生病不能起床时，你是否会吸烟？			是	否

2. 按总分判断烟瘾程度：

0～2 分为极轻；3～4 分为较轻；5 分为普通；6～7 分为较重；≥8 分为极重。对于尼古丁成瘾的吸烟者，WHO 和国际抗癌联盟推荐采用“尼古丁替代疗法”（尼古丁口香糖或贴片）。戒烟专家认为：烟瘾程度评分≥5 分者，就应采用“尼古丁替代疗法”；烟瘾程度评分≥8 分者，不采用“尼古丁替代疗法”几乎很难戒烟。

3. 戒烟后，身体要调整达到新的平衡就会有许多“戒断症状”：

→头昏头痛。

→口干，甚至发生溃疡。

→咳嗽、多痰。

→胃肠道功能紊乱。

戒断症状在戒烟后第 1 周最重，但很快会消失（如不能戒烟，可劝其减量至每日 5 支以下）。

4. 其他对抗烟瘾的策略：

→宣告：多次重复地对自己大声说：“我选择不吸烟的生活方式，做一个不吸烟的人。”

→拖延：烟瘾发作时先等待 10 分钟。烟瘾发作最强烈的欲望最多也不过维持 3～5 分钟。

→深呼吸：烟瘾发作时做深呼吸数次，能帮助放松和提高人的警觉性，会减轻戒断症状。

→饮水：每次烟瘾起时，可多喝白水、绿茶、果汁和多洗澡，减低对香烟的欲望。

→做其他事情：转移注意，休息、散步、与人倾谈等一些松弛运动，保持脑和手部繁忙。

5. 彻底戒烟的 10 个窍门：

→消除紧张情绪：紧张的工作状况是您吸烟的主要起因吗？如果是，那么拿走您周围所有的吸烟用具，改变工作环境和工作程序。在工作场所放一些无糖口香糖、果汁和矿泉水等。多做几次短时间的休息，到室外运动运动，运动几分钟就可以。

→体重问题：戒烟后体重往往会明显增加，一般增加 5～8 磅。吸烟的人戒烟后会降低人体新陈代谢的基本速度，并且会吃更多的食物来替代吸烟。因此戒烟后体重在短时间内会增加几公斤，但可以通过增加身体的运动量来减少体重增加，因为增加运动量可以加速新陈代谢。吃零食最好是无脂肪的食物，另外多喝水，使胃里不空着。

→加强戒烟意识：改变工作环境及与吸烟有关的老习惯，戒烟者会主动想到戒烟的决心。要有这种意识，即戒烟几天后味觉和嗅觉就会好起来。

→寻找替代办法：戒烟后的主要任务之一是在受到引诱的情况下找到不吸烟的替代办法：做一些技巧游戏，使两手不闲着，通过刷牙使口腔里产生一种不想吸烟的味道，或者通过令人兴奋的谈话转移注意力。如果您喜欢每天早晨喝完咖啡后抽一支烟，那么您把每天早晨喝咖啡改成喝茶。

→打赌：一些戒烟的人有过戒烟打赌的好经验，其效果之一是公开戒烟，并争取得到朋友和同事们的支持。

→少参加聚会：刚开始戒烟时要避免受到吸烟的引诱。如果有朋友邀请你参加聚会，而且参加的人都吸烟，那么至少在戒烟初期应婉言拒绝参加此类聚会，直到自己觉得没有烟瘾为止。

→游泳、踢球和洗蒸汽浴：运动会提高情绪，冲淡烟瘾。体育运动会使紧张不安的神经镇静下来，并且会消耗热量。

→扔掉吸烟用具：烟灰缸、打火机、香烟都会对戒烟者产生刺激，应该把它们都扔掉。

→转移注意力：尤其是在戒烟初期，从事一些会带来乐趣的活动，转移吸烟的注意力。晚上不要像平常那样在电视机前度过，可以去按摩、听激光唱片、上因特网冲浪等。

→受得住重新吸烟的考验：戒烟后又吸烟不等于戒烟失败了。要仔细分析重新吸烟的原因，避免以后重吸。

五、保持良好的心理状态

1. 长期精神压力和心情抑郁是引起高血压、糖尿病和其他一些慢性病的重要原因之一。
2. 对于精神压力大、心情抑郁的患者社区医生应尽量了解其紧张的原因，有针对性地对其进行心理调节，使之保持乐观积极的心态，缓解精神紧张。
3. 患者应心胸开阔，避免紧张、急躁和焦虑状态，同时还要劳逸结合，心情放松。
4. 社区医生及其家属应做耐心劝导，帮助这些人参与社交活动，提倡选择适合个体的体育，绘画等文化活动，增加老年人的社交机会，在社团活动中倾诉心中的困惑，得到同龄人的劝导和理解，提高生活质量。
5. 对 45 岁以上居民，在每次年检中，进行老年人抑郁筛查（具体方法见社区中老年健康管理规范）。

六、空腹血糖受损（IFG）人群干预目标

1. 一般要求：主食减少 2～3 两/日；运动增加 150 分钟/周；体重减少 5%～7%。

2. 改变生活方式的目标是：

→使 BMI 达到或接近 24，或体重至少减少 5%～7%。

→至少减少每日总热量 400～500cal。

→饱和脂肪酸摄入占总脂肪酸摄入的 30%以下。

→体力活动增加到 250～300 分钟/周。

第二章　2 型糖尿病的药物治疗

目前糖尿病还是一种不可根治的慢性疾病，因此糖尿病需要持续的医疗照顾。从生物医学的角度，糖尿病的治疗目标是通过控制血糖水平来降低出现近期和远期并发症的危险。糖尿病的治疗应是综合性的治疗，其中包括：糖尿病的自我管理教育、饮食控制、运动、药物治疗和血糖监测。必须强调糖尿病治疗要全面达标，即除了血糖控制满意外，还要求血脂、血压正常或接近正常，体重保持在正常范围，并有良好的精神状态。

如果患者在上级医院就诊后又转回社区卫生服务机构接受病例管理，社区卫生服务机构的医生应首先遵循上级医院的医嘱。在对患者调整用药时，要根据患者的实际情况在下列药物指导中选择，选择的方式在每一类情况中由前至后进行，如果社区医生在调整一次用药后患者血糖仍未得到控制或仍存在难以忍受的药物不良反应，要建议并协助患者转诊到上级医院。需要注意的是，这种药物调整可以为用药剂量的改变，也可以为药物种类的改变。药物相关的药理作用、具体使用方法等详细资料请查阅相关专业书籍和药品说明书。同时要告诉患者以下事项：

→引起糖尿病的危险因素。

→自身病变的程度及个体化治疗的意义。

→生活方式改变对治疗的意义。

→所用降糖药物的名称、用法、作用和不良反应。

→坚持服药的意义。

一、体重正常的糖尿病患者

可首先采用胰岛素促分泌剂类降糖药物或α-糖苷酶抑制剂。

1. 磺脲类

化学名	用法	注意事项
格列苯脲	2.5mg 早餐前 1 次或早、午餐前 1 次，可逐渐增大剂量，最大不超过 15mg/d。起效后减量至 2.5～5mg/d	用量过大可能导致低血糖、肾功能不全，孕妇忌用
格列齐特	80mg 早餐前 1 次或早、午餐前 1 次，可逐渐增大剂量，最大不超过240mg/d。起效后减量至 80～240mg/d	
格列吡嗪	推荐剂量为 5～20mg/d。分 2 次至 3 次餐前给药，可逐渐增大剂量，每次增加剂量为 2.5～5mg 最大不超过 30mg/d。15mg 以下可一次服用	

续表

化学名	用法	注意事项
格列喹酮	推荐剂量为15～120mg/d。30mg以下可一次服用。更大剂量分2次至3次餐前给药，可逐渐增大剂量，每次增加剂量为15mg	
格列美脲	1mg起，逐渐调整。日剂量在1～6mg，每日1次	

2. 格列奈类

化学名	用法	注意事项
瑞格列奈	0.5mg起，每周或每2周调整。主餐前0～30分钟服用，单次最大剂量4mg，日最大剂量16mg	

3. α-糖苷酶抑制剂

化学名	用法	注意事项
阿卡波糖	50mg 3次/日起，在1～2周内增至100mg 3次/日	
伏格列波糖	0.2mg 3次/日，饭前服用。必要时可增至0.3mg 3次/日	

二、肥胖或超重的2型糖尿病患者

应首先采用非胰岛素促分泌剂类降糖药物治疗（有代谢综合征或伴有其他心血管疾病危险因素者优先选用双胍类药物或格列酮类，α-糖苷酶抑制剂尤其适用于餐后高血糖的患者）。

1. 双胍类

化学名	用法	注意事项
二甲双胍	0.25～0.50/次，每日2～3次，每日最大剂量不超过1.5克	有胃肠道反应。肝肾功能异常者忌用，糖尿病昏迷和严重感染者禁用

2. 格列酮类

化学名	用法	注意事项
罗格列酮	起始剂量每日4mg，1～2次口服，经12周治疗空腹血糖控制不满意，可增至8mg/d	

3. α-糖苷酶抑制剂

化学名	用法	注意事项
阿卡波糖	50mg 3次/日起，在1～2周内增至100mg 3次/日	
伏格列波糖	0.2mg 3次/日，饭前服用。必要时可增至0.3mg 3次/日	

说明：所有降糖药物均应当从小剂量开始使用，以后根据患者血糖水平进行调整。

三、使用单一药物血糖控制不满意的患者

经过饮食控制、运动及单独使用一类药物血糖控制不满意应当采取联合用药。联合用药时，应当采用不同机制的口服药进行联合。

第一类（Ⅰ）磺脲类：格列苯脲、格列齐特、格列吡嗪、格列喹酮、格列美脲。

第二类（Ⅱ）双胍类：二甲双胍。

第三类（Ⅲ）糖苷酶抑制剂：伏格列波糖、阿卡波糖等。

第四类（Ⅳ）格列酮类：罗格列酮、比格列酮等。

第五类（Ⅴ）格列奈类：瑞格列奈、那格列奈。

联合方案可如下：

→超重或肥胖患者：

✓ 方案一：Ⅱ＋Ⅳ或Ⅲ

✓ 方案二：Ⅰ或Ⅴ＋Ⅱ或Ⅳ或Ⅲ

→体重正常患者：

✓ 方案一：Ⅰ或Ⅴ＋Ⅳ

✓ 方案二：Ⅰ或Ⅴ＋Ⅱ或Ⅲ

四、两种药物联合使用仍不能满意控制血糖的患者

可采用胰岛素补充治疗：口服降糖药＋中效或长效胰岛素

→空腹血糖控制不满意，餐后血糖尚可的患者

✓ 正规口服药物＋中效胰岛素　1次/晚

→空腹、餐后血糖均不能满意控制的患者

✓ 正规口服药物＋长效胰岛素　1次/日

✓ 正规口服药物＋中效胰岛素　2次/日

＊注意事项：局部感染、低血糖反应

五、口服降糖药联合使用胰岛素仍不能控制血糖的患者

→需转上级医院，并调整药物治疗方案，确定是否完全使用胰岛素治疗，并确定各种胰岛素用量

六、并发症

低血糖是 2 型糖尿病患者治疗中潜在的严重并发症，尤其在老年患者、伴有肾功能不全者以及那些有严重大血管和小血管病变的患者以及使用磺脲类和胰岛素的患者。

→在开始治疗时，应从小剂量开始，并逐渐加量。

→患者应定时、定量地进食，如无法进食常规食量，应相应地减小药物剂量。

→体力活动增加，活动前应另外进食淀粉类食物。

→患者不要过量饮酒，尤其是空腹饮酒。

第三章　双向转诊原则

社区医院应积极主动地与所在区域的上级医院建立畅通、互利的双向转诊渠道和机制，以使有转诊需要的患者及时得到应有的专科医疗服务，避免延误病情；同时使经上级医院治疗好转的患者能够顺利转回社区医院，从而减轻患者的就医负担。

一、转诊原则

1. 确保患者的安全和有效治疗。

2. 尽量减轻患者的经济负担。

3. 最大限度地发挥社区医生和专科医生各自的优势和协同作用。

二、转出（由社区卫生服务机构转向上级医院）

（一）急症转诊及处理

1. 意识障碍、深大呼吸、呼出气有烂苹果味

立即查血糖及尿酮体。

→血糖：16.7～22.2mmol/L（300～400mg/dl）

→尿酮体：阳性可以做出诊断

考虑：糖尿病酮症酸中毒

处理：

→开通通畅的静脉通路

→静脉补液：

✓ 生理盐水 500ml 快速静脉输入

✓ 胰岛素：4～6U/h

→保护呼吸道

→急救车转诊

2. 意识障碍、脱水、低血压

立即查血糖及尿酮体。

→血糖：22.2～33.3 mmol/L

→尿酮体：酮体阴性支持诊断

考虑：糖尿病非酮症性高渗综合征

处理：

→开通通畅的静脉通路

→静脉补液：

✓ 生理盐水 500ml 快速静脉输入

✓ 胰岛素：4～6U/h

→保护呼吸道

→急救车转诊

3. 有（或无）意识障碍、饥饿感、四肢湿冷、心率增快、低血压。

立即查血糖：≤2.8mmol/L（≤50mg/dl）可以帮助诊断

考虑：低血糖症

处理：

→清醒的患者给予葡萄糖或含糖饮料或食物，应可缓解。

→意识不清患者应静脉推注50%葡萄糖20～40ml，继之给予5%或10%葡萄糖静脉滴注。

→反复出现症状的病人应当在严密监护下由急救车转诊。

→应用长效磺脲类药物或长效胰岛素引起的低血糖可能会持续很长时间，给予紧急处理后及时转诊。

说明：无血糖检测条件时，所有怀疑低血糖昏迷患者应先按低血糖处理。

（二）一般情况的转诊

1. 对于初诊糖尿病患者，有下列情况之一者应向上级医院转诊，并在两周内随访。

→出现代谢紊乱症状，如烦渴、多饮、多尿、多食、消瘦、疲乏等明显或加重。

→初次出现的靶器官损害，如：

✓ 心、血管病变引起的冠心病（心肌梗塞）、缺血性或出血性脑血管病，以及下肢疼痛，感觉异常和间歇性跛行、肢端坏疽。

✓ 肾损害引起的蛋白尿、水肿、高血压。

✓ 视力模糊。

✓ 下肢或上下肢感觉异常或疼痛。如袜子、手套状，以及麻木、针刺、灼热感，或隐痛、刺痛或烧灼样痛，夜间及寒冷季节加重。

→妊娠和哺乳期妇女。

→其他难以处理的情况。

2. 对于随访糖尿病患者，有下列情况之一者应向上级医院转诊，并在两周内随访。

→规律药物治疗随访 2 次，血糖降低效果不满意。

→血糖控制平稳的患者，再度出现血糖升高并难以控制。

→血糖波动很大，临床处理困难者。

→在随访过程中出现新的靶器官损害。

→患者服降糖药后出现不能解释或处理的不良反应。

三、转入（由上级医院转向社区医院）

上级医院应将同时符合下列情况的患者转回社区医院，由社区医生对患者进行长期监测、随访和管理，以便减轻患者就医的各种花费和负担：

1. 诊断明确。

2. 治疗方案确定。

3. 血压或血糖及伴随临床情况已控制稳定。

第四章　糖尿病患者足部护理

糖尿病足溃疡是糖尿病致残的主要原因之一。在糖尿病中由于神经病变和局部缺血的存在，即使较小的创伤也可导致皮肤溃疡和伤口不易治愈。一旦一侧肢体出现畸形，对侧肢体预后也会很差，甚至发生四肢畸形。所有足部的损伤均有潜在危险，所以当发现脚部出现以下任何一种情况时，应立刻进行专业护理。大部分的问题都是可以避免的。需要特别注意的情况包括：

水疱　血液循环不足会导致足部的保护性软组织变薄，同时脚部皮肤也会变得干燥。当此种情况发生时，任何集中的压力都会很容易造成脚部起水疱。穿着袜子和适合自己脚型的鞋子可减少产生水疱的机会。同时不应刺穿水疱，以免伤口受细菌感染。

割伤、擦伤和扎伤　足部损伤，即使是轻微地瘙痒或裂开伤口也可以造成细菌感染，所以，即使是细微的擦伤，也应该立刻用医生指定的消毒剂彻底清洁伤口。而严重的割伤或扎伤使污物藏在脚部就绝对需要专业人员的特别护理。为防止这些足伤，最有效的方法是经常穿着鞋子和其他保护脚部的东西。为了减少脚部受继发性细菌感染的危险，脚癣等应立刻用药治疗。此外，使用润肤露滋润足部的皮肤是非常重要的，因脚部血液循环不良而引起的干燥及皮肤瘙痒，会很容易因抓挠而使皮肤破损，继而导致感染。若脚的某部分起了胼胝，不应随便用刀片割或使用市面上出售的消除胼胝的产品自己处理，因为这样做会很容易造成皮肤破损而导致细菌感染，应该遵照医生的指示处理。

嵌甲　嵌甲时如果趾甲底部遇到压力，很容易引起细菌感染，所以必须用抗生素治疗和冲洗。在需要时甚至要动手术。此外，为了防止趾甲向内生长，剪趾甲时两边切勿剪得太深。

糖尿病患者每年至少 1 次由医生对其血管、神经、骨骼肌、皮肤和软组织等进行评估，以便了解下肢和脉搏的跳动，足和腿的缺血性改变，感觉功能是否异常，足和踝关节活动是否受限。

糖尿病足溃疡愈合者仍有再发生足溃疡的危险，需养成每天检查足的习惯，发现问题立即找医生治疗。糖尿病患者宜穿宽松、轻便、柔软、鞋底厚的鞋。透气性好的线袜便于血流通畅。洗脚时水温不宜过热或过冷。

洗完后用毛巾擦干并检查有否皮肤开裂、足癣等，如有应及时治疗。冬天用热水袋取暖时要用毛巾包裹，以免烫伤。

糖尿病患者有足溃疡存在时应由医生仔细检查溃疡大小及深度，检查有否化脓、渗出、坏死、水肿和气味等。需与骨髓炎等化脓性感染相区别。有化脓性感染者应切开引流。总之，控制炎症，纠正营养不良，减轻体重，卧床休息均有助于血糖控制和足溃疡的治疗。避免使用血管收缩剂。皮肤移植能更完全、迅速地治疗糖尿病患者足溃疡。

第五章　治疗控制目标

下表是根据亚洲-太平洋地区 2 型糖尿病政策组和国际糖尿病联盟西太平洋地区（IDF－WPR）2 型糖尿病政策组制定的控制目标。严格的血糖和代谢控制可以减少和延缓糖尿病慢性并发症的发生和进展，因此强调糖尿病治疗必须达到治疗目标，才算有效治疗。对此，必须让患者明确只有治疗达标才有可能防治糖尿病并发症。

治疗控制目标

项目	单位		理想	良好	差
血糖（BG）	mmol/L	空腹	4.4－6.1	≤7.0	＞7.0
		非空腹	4.4－8.0	≤10.0	＞10.0
糖化血红蛋白（HbAlc）	%		＜6.5	6.5－7.5	＞7.5
血压（BP）	mmHg		＜130/80	130/80－140/90	≥140/90
体重指数（BMI）		男性	＜25	＜27	≥27
		女性	＜24	＜26	≥26
总胆固醇（TC）	mmol/L		＜4.2	≥4.5	≥6.0

续表

项目	单位	理想	良好	差
高密度脂蛋白（HDL－C）	mmol/L	＞1.1	1.1－0.9	＜0.9
甘油三酯（TG）	mmol/L	＜1.5	＜2.2	≥2.2
低密度脂蛋白（LDL－C）	mmol/L	＜2.5	2.5－4.0	＞4.0

老年人2型糖尿病通常可接受的治疗目标：治疗有症状的高血糖，达到餐后血糖＜11mmol/L，空腹血糖＜8mmol/L。HbAlc应＜正常上限＋1.5％，即HbAlc＜8.5％

糖尿病伴高血压、脂代谢紊乱、肥胖的理想控制目标

项目		控制目标
体重指数（BMI）		$<23kg/m^2$
血糖（BG）	空腹	4.4－6.1 mmol/L
	非空腹	4.4－8.0 mmol/L
糖化血红蛋白（HbAlc）		＜6.2％
血压（BP）		＜130/80 mmHg
总胆固醇（TC）		＜4.68 mmol/L
高密度脂蛋白（HDL－C）		＞1.1 mmol/L
甘油三酯（TG）		＜1.70 mmol/L
低密度脂蛋白（LDL－C）		＜2.6 mmol/L

第六章　血糖的测量

在社区卫生服务机构中，可使用快速血糖测定仪现场检测血糖。患者也可以利用这种血糖仪在家里进行自我血糖监测。

1. 目的：糖尿病治疗的目的是把血糖水平保持在正常值内，而定期测试血糖是唯一指导治疗进展的方法。

2. 自我血糖监测的好处

→它比尿液测试更加准确。

→任何时间都可测知即时的血糖水平。

→是高血糖还是低血糖反应可立刻被识别出来。

→血糖监测可帮助人们对糖尿病有更深入的认识，以及如何更好地去控制。

→当把血糖水平保持在正常值内，严重的眼部、肾脏、足部和腿部并发症的机会均可降低。

→测试血糖可以不像尿液监测那样，需要在一定的私人空间中进行。

3. 方法：

（1）将指尖充分洗净并擦干，用仪器自带的取血笔快速刺入手指。

（2）将指尖的血滴（约黄豆大）滴在试纸上，将有血滴的试纸放在仪器中，按动读数按钮（有些仪器自动读取）。

（3）读取屏幕显示数值。

4．维护：多数便携式血糖仪维护比较简单，注意清洁，每次用完之后需要将仪器擦拭干净。长期不用须将电池取出。详细要求可参阅血糖仪的说明书。

附件一　社区2型糖尿病病例管理评估方案

病例管理方案的成功运行需要多方面的努力，为了使卫生行政部门能够及时了解机构对病例管理方案的执行情况，了解本地区高血压、糖尿病的控制情况，本评估方案将提供一个有效的绩效评估工具，以保证方案的顺利运行。同时也将有利于卫生行政部门制定当地居民健康水平提高目标，调整卫生资源的配置，明确社区卫生机构和社区医务人员的工作任务，监督和提高社区卫生服务质量。

一、评估目的

1. 以有效、敏感的指标体系来评价病例管理方案实施的效果，督促病例管理方案的实施。

2. 推动相关工作的开展，实现计划目标（由各地卫生行政部门自行制定），提高患者和相关人群的健康水平和生活质量。

3. 为政府相关资源的配置提供参考数据。

二、评估原则

适度、有效、透明。

三、评估标准

1. 不设统一分数，以不同机构、人员的管理成效（指标）的差异和排序为依据。

2. 建立以激励和学习为目标的管理机制。

四、评估频率

每年1次。

五、评估对象及方式

1. 机构：部分指标由机构按照要求自行上报，卫生行政部门抽取部分内容进行核实。

2. 患者：通过电话的方式对10%已经纳入病例管理的患者进行回访。

3. 医务人员：对机构内50%参与病例管理的机构内医务人员进行测试。

六、评估内容

本评估指标体系分为三级指标，一级指标为社区糖尿病病例管理水平；根据WHO对卫生机构绩效评估的指标分类（健康状态、反应性、费用控制）将二级指标分为三类，即管理水平、费用、患者满意度，同时为了实现以评估促进发展的目的，特加设了一个附加指标：

可持续性；三级指标有 15 项，其中包括可持续性的 2 个附加指标。

七、评估指标

一级指标：社区糖尿病病例管理效果。

二级指标、三级指标见下表。

二级指标	三级指标	数据来源
管理水平	1. 管理率	日常工作记录、数值推断
	2. 控制率	患者健康档案
	3. 档案资料完整率	患者健康档案
	4. 失访率	患者健康档案
	5. 药物依从率	电话调查
	6. 医务人员相关知识水平	考试
	7. 患者相关知识水平	电话调查
费用	8. 患者月/年平均花费	患者健康档案
患者满意度	9. 有效性	电话调查
	10. 方便性	电话调查
	11. 安全性	电话调查
	12. 舒适性	电话调查
	13. 经济性	电话调查
可持续性（附加指标）	14. 对管理方案提出建议数	日常工作记录
	15. 相关文章的发表数	日常工作记录

八、指标解释

（一）管理水平

该项指标的 1～4 由机构上报，卫生行政部门抽查 10％的患者档案，进行小样本一致性检验，并对患者电话回访以对记录的一致性进行检验（记录血糖值和患者自报血糖值的一致性）。

1. 管理率：数值推断与日常工作记录相结合。按照全国平均糖尿病的患病率与本机构服务人口总数来推断本社区内糖尿病的患者人数。管理人数查阅机构记录。

☆ 糖尿病管理率＝本机构已管理的糖尿病患者数/推算的社区内可能的糖尿病患者数

2. 控制率：机构管理的全部患者随访的最后 1 次血糖值。

☆ 糖尿病控制率＝血糖控制满意的人数/机构管理的全部糖尿病患者数

3. 档案资料完整率：分别检查患者的基本情况、年检表、随访表，所有的表格应填写完全，如无该项资料，应该填“无”或划斜线表示。

☆ 档案资料完整率＝非空项的个数/检查档案的全部项目数

4. 失访率：检查全部的健康档案，到检查日期为止，若 3 个月或以上未来社区卫生服务机构就诊认为失访。

☆ 失访率＝3 个月及以上未就诊患者数/机构管理

的全部患者数。

5. 药物依从率：电话随访 10％患者，如患者回答未按医嘱用药或不舒服时用药等，认为依从性差。

☆ 药物依从率＝未按医嘱服药/电话询问的患者数

6. 医务人员相关知识水平：对参与糖尿病病例管理的医务人员进行相关基本知识测试，平均得分数应超过 80 分。

☆ 医务人员相关糖尿病的知识水平是管理好患者，获得患者信任的重要方面，基本知识应该熟练掌握。每个机构抽取参与糖尿病管理的医生和护士各 3 人，考查其相关知识的水平，计算其平均成绩。

7. 患者相关知识水平：电话随访患者，询问相关健康知识。慢性病患者患病时间长，往往需要终身治疗，患者对相关健康知识的了解对控制病情非常重要，这有赖于医生在慢性病的管理中对患者进行有针对性的健康教育，让患者从开始了解这些知识到态度发生转变，进而改变其不良生活方式，提高医嘱的依从率，减少并发症的发生。

☆ 患者相关知识正确率＝所有患者健康相关知识回答正确数/询问的所有患者应回答数

（二）费用：检查管理的全部糖尿病患者。

8. 患者月平均费用：检查糖尿病患者健康档案，记录患者最后1个月所服用的相关药物，按照目前药物零售价格，推算治疗糖尿病每月所花药费。

☆ 糖尿病患者月平均药费：所有患者所花药费/糖尿病患者数

（三）患者满意度：全部通过电话询问，随机抽查机构管理的糖尿病患者总数的10%。

9. 有效性：电话询问患者认为在社区卫生服务机构接受服务后症状是否有所好转，回答非常好、很好的患者认为是对社区卫生服务机构的有效性满意。

☆ 有效性＝回答非常好、很好的患者总数/所询问的患者总数

10. 方便性：电话询问患者认为到社区卫生服务机构接受服务是否方便，包括距离和时间，回答非常满意、满意的患者认为是对社区卫生服务机构的方便性满意。

☆ 方便性＝回答非常好、很好的患者总数/所询问的患者总数

11. 安全性：电话询问患者认为到社区卫生服务机

构接受服务是否安全。回答非常满意、满意的患者认为是对社区卫生服务机构的安全性满意。

☆ 安全性＝回答非常好、很好的患者总数/所询问的患者总数

12. 舒适性：电话询问患者认为到社区卫生服务机构接受服务是否舒适，包括环境的整洁、消毒的情况等，回答非常满意、满意的患者认为是对社区卫生服务机构的舒适性满意。

☆ 舒适性＝回答非常好、很好的患者总数/所询问的患者总数

13. 经济性：电话询问患者认为到社区卫生服务机构接受服务是否经济，包括药物、检查费用的价格和每次总的花费，回答非常满意、满意的患者认为是对社区卫生服务机构的经济性满意。

☆ 经济性＝回答非常好、很好的患者总数/所询问的患者总数

（四）附加指标：可持续性

14. 对管理方案提出建议数：对机构的管理者进行访谈。

☆ 对管理方案提出建议数＝针对糖尿病管理手册提出的有书面记录的批评、建议的数目

15. 相关文章的发表数：查阅论文。

☆ 相关文章发表数＝本年度内机构内员工在国内外公开发行的学术刊物上发表的有关糖尿病病例管理等方面的论文总数

附件二　社区2型糖尿病病例管理记录表

按照居民个人健康档案和糖尿病病例管理规范的要求，糖尿病患者在管理过程中应填写如下表格。其序号与健康档案技术中所列序号一致。

姓名：　　　　　　　　　　编号□□－□□□□□□

表1　个人一般情况表

姓　名		性　别	1男2女 □	出生日期	□□□□□□□□
身份证号		工作单位			
家庭电话		联系人姓名		联系人电话	
常住类型	1户籍　2非户籍　□	民　族	1汉族　2少数民族＿＿＿＿　□		
血　型	1 A型　2 B型　3 O型　4 AB型 / Rh 阴性：1否　2是　□/□				
文化程度	1文盲及半文盲　2小学　3初中　4高中　5中专　6大专及以上　7不详　□				
职　业	1工人　2离退休者　3专业技术人员　4行政管理者　5办事人员 6军人　7企业家　8 商业服务业员工　9学 生　10其他＿＿＿＿　□				
婚姻状况	1已婚　2未婚　3离婚　4丧偶　5分居　□				
医疗费用支付方式	1全公费　2部分公费　3城镇职工医疗保险　4 城镇居民医疗保险　□/□/□ 5商业医疗保险　6 新型农村合作医疗　7贫困救助　8全自费　9其他＿＿＿＿				
药物过敏史	1无　有：2青霉素　3磺胺　4链霉素　5其他＿＿＿＿　□/□/□/□				
暴 露 史	1无　有：2化学品＿＿＿＿　3毒物＿＿＿＿　4射线＿＿＿＿　□				

续表

既往史	疾病	1 高血压　2 糖尿病　3 冠心病　4 恶性肿瘤　5 脑卒中　6 COPD　7 结核病 8 精神分裂症　9 肝炎　10 其他 ________ □确诊时间　年　月/□确诊时间　年　月/□确诊时间　年　月 □确诊时间　年　月/□确诊时间　年　月/□确诊时间　年　月
	手术	1 无　2 有：名称 1 ______ 时间 ____ / 名称2 ______ 时间 ____　□
	外伤	1 无　2 有：名称 1 ______ 时间 ____ / 名称2 ______ 时间 ____　□
	输血	1 无　2 有：原因 1 ______ 时间 ____ / 原因2 ______ 时间 ____　□
家族史		父　亲　□/□/□/□/□/□　　母　亲　□/□/□/□/□/□ 兄弟姐妹　□/□/□/□/□/□　　子　女　□/□/□/□/□/□ 1 高血压　2 糖尿病　3 冠心病　4 恶性肿瘤　5 过敏症　6 精神分裂症 7 结核病　8 肝　炎　9 脑卒中　10 先天畸形　11 其他
遗传病史		1 无　2 有：疾病名称 ________　□
有无残疾		1 无残疾　2 听力残疾　3 言语残疾　4 肢体残疾　□/□/□/□/□/□ 5 智力残疾　6 视力残疾　7 精神残疾　残疾证号 ________

注：同《社区居民健康档案》表 1

填表说明

1．性别：如果两性畸形，选择显性的那个性别。

2．出生日期：根据居民身份证的出生日期填写。按照年（4 位）、月（2 位）、日（2 位）顺序填写，如 19490101。

3．身份证号：需如实、完整填写。

4．工作单位：应填写目前所在工作单位的全称。离退休者填写最后工作单位的全称；下岗待业或无工作经历者须具体注明。

5．家庭电话：填写家庭固定电话。

6．联系人姓名：指紧急情况联系人。这里要求填写与建档对象关系紧密的亲友姓名，该联系人应为当遇特殊情况或紧急情况无法与建档对象直接沟通而急需建档对象亲友提供帮助时，确实可以取得联系并能提供帮助的人。

7．联系人电话：填写确实能够及时、有效取得联系的电话号码。

8. 常住类型：常住人口指在本社区居住生活半年以上者。

9. 民族：少数民族应填写全称，如彝族、回族等。

10. 血型：在前一个“□”内填写与ABO血型对应编号的数字；在后一个“□”内填写是否为“Rh阴性”。

11. 文化程度：填写内容包括“文盲/半文盲/小学/初中/高中/中专/大专及以上，不详”。

文化程度——指截止建档时间止，本人接受国内外教育所取得的最高学历或现有水平所相当的学历（参GB-4658-84）。其中：

（1）文盲或半文盲：不识字或识字不足1500个，不能阅读通俗书报，不能写便条者。

（2）小学：小学毕业、肄业及在校学生，还包括未上小学，但识字1500个以上，能阅读通俗书报，能写便条，达到扫盲标准者。

（3）初中：初中毕业、肄业及在校学生，技工学校相当于初中者填初中。

（4）高中：普通高中毕业、肄业及在校学生。

（5）中专：职业高中毕业、肄业及在校学生，技工学校相当于高中者填中专。

（6）大专及以上：专科学生或相当于专科的电视大学、厂办大学等学校毕业或肄业及在校学生；大学本科、硕士、博士研究生、肄业及在校学生。

12. 职业：

（1）工人：指在第二产业（制造业、建筑业等）中从事体力、半体力劳动的生产工人及相关人员。

（2）离退休人员：指已经离休和退休的干部、职工和依靠领取退休金生活的人员。

（3）专业技术人员：指专门从事各种专业性工作和科学技术工作的人员。

（4）行政管理人员：指在党政机关、企事业单位具有行政管理职权的领导干部，一般包括各类机构的中层及以上管理干部。

（5）办事人员：指协助部门负责人处理日常行政事务的专职办公人员，包括科级以下公务员、企事业单位的一般管理人员和非专业性办事人员等。

（6）军人：指现役军人。

（7）企业家：指大中型企业高层管理人员和拥有一定数量的私人资本或固定资产并进行投资以获取利润的私营企业主（一般包括所有雇工在 8 人以上的私营企业的业主）。

（8）商业服务业员工：指在商业和服务行业中从事非专业性的、非体力的或体力劳动的人员。

（9）学生：指在学的大、中、小学学生。

（10）其他：指未归入上述职业类别者。

13. 婚姻：

（1）已婚：指在婚者，包括曾离婚或丧偶现已再婚的人。

（2）未婚：指建档之前从未结过婚的人。

（3）离婚：指建档时已与配偶解除婚姻关系，且未再婚的人。

（4）丧偶：指配偶去世未再婚的人。

（5）分居：虽未与配偶解除婚姻关系，但已分居且无夫妻生活者。

14. 医疗费用支付方式：填写内容包括“全公费/部分公费/城镇职工医疗保险/城镇居民医疗保险/商业医疗保险/新型农村合作医疗/贫困救助/全自费/其他”等，可以多选。

15. 药物过敏史：药物过敏主要指青霉素、磺胺或者链霉素过敏，如有其他药物过敏，请在其他栏中写明名称。项目可以多选。

16. 暴露史指化学品、毒物或射线接触史，如有，需填写具体化学品、毒物、射线名或填不详。

17. 既往史：包括疾病史、手术史、外伤史和输血史。

（1）疾病史：填写现在和过去曾经患过的某种疾病，包括建档时还未治愈的慢性疾病或某些反复发作的疾病，疾病名称按照《社区居民健康档案》“附件二社区常见疾病编码”统一编码，并写明患病的确诊时间。对于经医疗单位明确诊断的疾病都应以一级及以上级别医院的正式诊断为依据，有病史卡的以卡上的疾病名称为准，没有病史卡的应有证据证明是经过医院明确诊断的。疾病史可以多选。

（2）手术史：填写曾经接受过的手术治疗，如有，应填写具体手术名称和手术时间。

（3）外伤史：填写曾经发生的后果比较严重的外伤经历，包括扭伤、挫伤、撞击伤等。如有，应填写具体外伤名称和发生时间。

（4）输血史：填写曾经接受过的输血，如有，应填写具体输血原因和发生时间。

18. 家族史：指直系亲属（兄弟姐妹、父母、祖/外祖父母）中是否患过所列出的具有遗传性或遗传倾向的疾病或症状。有则选择具体病名，没有列出的请在其他一栏中写明。并将不同辈分所患疾病填写在相应辈分的后面。家族史可以多选。

19. 遗传病史：如有，请写明疾病名称。

20. 有无残疾：项目可以多选，并在“□”内填写残疾类型编号对应的数字。如有民政部门核发的残疾证，请填写残疾证编号。

姓名：　　　　　　　　　　　　　　编号□□—□□□□□

表 2　糖尿病患者年检表

表 2.1　健康检查表

年检日期			责任医生		
内容	检查项目				
症状	1 头痛 2 头晕 3 心悸 4 胸闷 5 胸痛 6 慢性咳嗽 7 咳痰 8 呼吸困难 9 多饮 10 多尿 11 体重下降 12 乏力 13 关节肿痛 14 视物模糊 15 手脚麻木 16 消瘦 17 尿痛 18 便秘 19 腹泻 20 恶心呕吐 21 眼花 22 耳鸣 23 其他 ________ □/□/□/□/□/□/□/□				
一般状况	体温	℃	脉搏		次/分
	呼吸	次/分	血压	左侧	/ mmHg
				右侧	/ mmHg
	身高	cm	体重		kg
	腰围	cm	BMI		kg/m^2
	老年人认知功能	1 粗筛阴性　2 粗筛阳性 3 简易智力状态检查量表，总分 ________ □/□			
	老年人情感状态	1 粗筛阴性　2 粗筛阳性 3 老年人抑郁评分检查，总分 ________ □/□			
	生活质量	SF36 评分 ________			
脏器功能	视力	左眼 ________ 右眼 ________ （矫正视力：左眼 ________ 右眼 ________）			
	听力	1 听见　2 听不清或无法听见（耳鼻喉科专科就诊） □			
	运动功能	1 可顺利完成 2 无法独立完成其中任何一个动作(上级医院就诊) □			
查体	皮肤、巩膜	1 正常 2 黄染 3 苍白 □			
	淋巴结	1 未触及　2 锁骨上　3 腋窝　4 其他 ________ □			
	肺	桶状胸：1 否　2 是 □ 呼吸音：1 正常　2 异常 ________ □ 啰　音：1 干啰音　2 湿啰音 ________ □			
	心脏	心率 ________ 次/分　心律：1 齐　2 不齐　3 绝对不齐 □ 杂音：1 无　2 有 ________ □			
	腹部	压痛：1 无　2 有 ________ □ 包块：1 无　2 有 ________ □ 肝大：1 无　2 有 ________ □ 脾大：1 无　2 有 ________ □ 移动性浊音：1 无　2 有 ________ □			
	下肢水肿	1 无　2 单侧　3 双侧不对称　4 双侧对称 □			
	肛门指诊	1 正常　2 触痛　3 包块　4 其他 ________ □ 前列腺：1 正常　2 异常 ________ □			
	其他				

续表

一般人群检查辅助检查	血常规			Hb ________ g/L WBC ________ /L PLT ________ /L 其他 ________
	尿常规			尿蛋白 ______ 尿糖 ______ 尿酮体 ______ 尿潜血 ______ 其他 ______
	大便潜血			1 阴性 2 阳性（见大肠癌筛查） □
	肝功能			ALT ______ U/L, AST ______ U/L, ALB ______ g/L, TBIL ______ μmol/L, DBIL ______ μmol/L
	肾功能			Scr ______ μmol/L, BUN ______ mmol/L
	血 脂 mmol/L			CHO ______, TG ______, LDL–C ______, HDL–C ______
	空腹血糖			______ mmol/L　HBsAg　1 阴性 2 阳性 □
	眼 底			1 正常 2 异常 ______ □
	心电图			1 正常 2 异常 ______ □
	胸 片			1 正常 2 异常 ______ □
	其 他			
特殊人群检查	糖尿病		足背动脉搏动	1 有 2 无 □
			糖化血红蛋白	______ %　空腹血糖 ______ mmol/L
	高血压		血 生 化	K^+ ______ Na^+ ______
	COPD	症状	咳 嗽	0 分：无咳嗽 □ 1 分：轻度（间断咳嗽，不影响正常工作和生活） 2 分：中度（介于轻度与重度之间） 3 分：重度（昼夜频繁咳嗽或连续咳嗽，影响工作和睡眠）
			咯 痰	0 分：无痰 □ 1 分：少（昼夜咳痰量 < 10ml） 2 分：中（昼夜咳痰量 10 ~ 50ml） 3 分：多（昼夜咳痰量 > 50ml）
			呼吸困难	0 分：剧烈运动（如跑步）时感气短 □ 1 分：快步走或上楼时感气短 2 分：平地正常速度行走 100 米感气短 3 分：日常活动（如穿衣、起床）感气短 4 分：静息状态下感气短
		查体	口唇紫绀	1 无 2 有 □
			颈 静 脉	1 正常 2 怒张 □
			哮 鸣 音	0 分：无哮鸣音 □ 1 分：少（偶闻或仅在咳嗽、深呼吸时可闻少量哮鸣音） 2 分：中（双肺可闻散在哮鸣音） 3 分：多（双肺满布哮鸣音）
		其他	6 分钟步行距离	______ 米（稳定期患者）
			血氧饱和度*	SaO_2 ______ %
			肺功能*	FEV1/FVC ______ %，FEV1 ______ %
			COPD 患者生活质量	SGRQ 评分 ______

*不是必须填写项目，如果患者有本年度上级医院检查结果请填写。

注：同《社区居民健康档案》表 3.1.1

姓名：　　　　　　　　　　　　　　　　　编号□□－□□□□□□

表 2.2　生活方式及疾病用药情况表

年检日期			责任医生	
内容	检查项目			
生活行为习惯	体育锻炼	锻炼频率	1 每天　2 每周一次以上　3 偶尔　4 不锻炼	□
		每次锻炼时间	分钟　坚持锻炼时间　　年	
		锻炼方式		
	饮食习惯	1 荤素均衡 2 荤食为主 3 素食为主 4 嗜盐 5 嗜油 6 嗜糖		□/□/□/□
	吸烟史	是否吸烟	1 从不吸烟　2 过去吸，已戒烟　3 吸烟	□
		开始吸烟时间	______岁　戒烟时间　______岁	
		吸烟量	平均每天吸烟____支	
	饮酒史	饮酒频率	1 从不　2 偶尔　3 经常　4 每天	□
		是否戒酒	1 未戒酒　2 已戒酒，戒酒时间______岁	□
		开始饮酒时间	______岁　是否醉酒　1 否　2 是	□
		饮酒量	平均每次饮酒____两	
		主要饮酒品种	1 白酒　2 啤酒　3 红酒　4 黄酒	□/□
	生活方式	心理状况	1 紧张　2 抑郁　3 焦虑　4 其他______	□/□/□
		遵医行为	1 良好　2 一般　3 差	□
		职业暴露史	1 无 2 有（具体职业______，从业时间____年）	□
			接触毒物种类：1 化学品______　2 毒物______　3 射线______	□
			有无防护措施：1 无　2 有______	□
		居住环境	家中煤火取暖：1 否　2 是 已有____年	□
			家庭成员吸烟：1 否　2 是	□
			长期居住地：1 城市　2 农村	□

续表

<table>
<tr><td>内容</td><td colspan="5">检 查 项 目</td></tr>
<tr><td rowspan="8">现存健康问题</td><td>脑血管疾病</td><td colspan="4">1 缺血性卒中 2 脑出血 3 蛛网膜下腔出血
4 短暂性脑缺血发作 5 其他________ □/□/□/□/□</td></tr>
<tr><td>肾脏疾病</td><td colspan="4">1 糖尿病肾病 2 肾衰竭 3 急性肾炎
4 慢性肾炎 5 其他________ □/□/□/□/□</td></tr>
<tr><td>心脏疾病</td><td colspan="4">1 心肌梗死 2 心绞痛 3 冠状动脉血运重建
4 充血性心力衰竭 5 心前区疼痛 6 其他________ □/□/□/□/□</td></tr>
<tr><td>血管疾病</td><td colspan="4">1 夹层动脉瘤 2 动脉闭塞性疾病 3 其他________ □/□/□</td></tr>
<tr><td>眼部疾病</td><td colspan="4">1 视网膜出血或渗出 2 视乳头水肿 3 白内障 4 其他____ □/□/□</td></tr>
<tr><td>神经系统</td><td colspan="4">1 无 2 有________ □</td></tr>
<tr><td>其他疾病</td><td colspan="4">1________ 2________ 3________</td></tr>
<tr><td colspan="5"></td></tr>
<tr><td rowspan="10">住院治疗情况</td><td rowspan="5">住院史</td><td>入/出院时间</td><td>原 因*</td><td>医疗机构名称</td><td>病案号</td></tr>
<tr><td>/</td><td></td><td></td><td></td></tr>
<tr><td>/</td><td></td><td></td><td></td></tr>
<tr><td>/</td><td></td><td></td><td></td></tr>
<tr><td>/</td><td></td><td></td><td></td></tr>
<tr><td rowspan="5">家 庭
病床史</td><td>建/撤床时间</td><td>原 因*</td><td>医疗机构名称</td><td>病案号</td></tr>
<tr><td>/</td><td></td><td></td><td></td></tr>
<tr><td>/</td><td></td><td></td><td></td></tr>
<tr><td>/</td><td></td><td></td><td></td></tr>
<tr><td>/</td><td></td><td></td><td></td></tr>
<tr><td rowspan="6">用药情况</td><td colspan="5">服药依从性：1 规律服药 2 间断服药 3 不服药 □</td></tr>
<tr><td>药物 1</td><td colspan="4">用法 每次（剂量） 每天____次</td></tr>
<tr><td>药物 2</td><td colspan="4">用法 每次（剂量） 每天____次</td></tr>
<tr><td>药物 3</td><td colspan="4">用法 每次（剂量） 每天____次</td></tr>
<tr><td>药物 4</td><td colspan="4">用法 每次（剂量） 每天____次</td></tr>
<tr><td>药物 5：胰岛素</td><td colspan="4">用法</td></tr>
<tr><td>吸氧</td><td colspan="5">平均每日________小时</td></tr>
<tr><td rowspan="4">非免疫规划预防接种史</td><td>流感疫苗</td><td colspan="4">1 未接种 2 一次 3 二次 □</td></tr>
<tr><td>肺炎球菌疫苗</td><td colspan="4">1 从未接种 2 近五年内接种 3 五年前接种 □</td></tr>
<tr><td>其他疫苗名称 1</td><td colspan="4"></td></tr>
<tr><td>其他疫苗名称 2</td><td colspan="4"></td></tr>
</table>

＊如因慢性病急性发作或加重而住院/家庭病床，请特别说明。

注：同《社区居民健康档案》表 3.1.2

姓名：　　　　　　　　　　　　　　编号□□－□□□□□

表 2.3　健康评价表

<table>
<tr><td colspan="2">年检日期</td><td colspan="2"></td><td>责任医生</td><td></td></tr>
<tr><td>内容</td><td colspan="5">检 查 项 目</td></tr>
<tr><td rowspan="9">健康评价</td><td colspan="2">居民自我评判健康状况</td><td colspan="3">______ 分（0～10 分，0 为最差，10 为最好）</td></tr>
<tr><td colspan="2">既往慢性疾病控制情况</td><td colspan="3">1 无　2 良好　3 一般　4 差　□</td></tr>
<tr><td colspan="3">医生评判健康状况</td><td colspan="2">处理（观察　随访　转诊）</td></tr>
<tr><td>生理状态</td><td colspan="2">1 年检无异常　□
2 有异常
异常 1 ______
异常 2 ______
异常 3 ______
异常 4 ______</td><td colspan="2"></td></tr>
<tr><td>心理状态</td><td colspan="2">1 良好　□
2 可疑抑郁
3 抑郁</td><td colspan="2"></td></tr>
<tr><td rowspan="3">危险因素</td><td colspan="2" rowspan="3">□/□/□/□
1 无
2 吸烟
3 饮酒
4 肥胖
5 其他______</td><td colspan="2">健康教育处方</td></tr>
<tr><td colspan="2">定期随访：　□
1 无需　2 每两年　3 每年　4 每 3 个月</td></tr>
<tr><td colspan="2">危险因素控制：　□/□/□/□/□/□
1 戒烟　2 健康饮酒　3 饮食　4 锻炼
5 减体重（目标______）
6 流感疫苗接种　7 肺炎疫苗接种
8 其他______</td></tr>
<tr><td>生 活 质 量</td><td colspan="4">评分______</td></tr>
</table>

注：同《社区居民健康档案》表 3.1.3

姓名：　　　　　　　　　　编号□□－□□□□□

表 2.4　现有疾病管理效果及下次年检目标表

<table>
<tr><td>年检日期</td><td colspan="2"></td><td>责任医生</td><td></td></tr>
<tr><td>内　容</td><td colspan="4">检　查　项　目</td></tr>
<tr><td rowspan="6">现有疾病管理效果</td><td>高血压 □</td><td colspan="3">1 控制满意　2 控制不满意　3 药物不良反应　4 并存临床症状</td></tr>
<tr><td>糖尿病 □</td><td colspan="3">1 控制满意　2 控制不满意　3 药物不良反应　4 并存临床症状</td></tr>
<tr><td>COPD □</td><td colspan="3">1 控制满意　2 控制不满意　3 药物不良反应　4 并存临床症状</td></tr>
<tr><td>脑卒中 □</td><td colspan="3">1 控制满意　2 控制不满意　3 药物不良反应　4 并存临床症状</td></tr>
<tr><td>不良生活方式改善情况</td><td colspan="3">运动____
吸烟____
饮酒____
摄盐____
饮食____
心理状态____</td></tr>
<tr><td>其　他</td><td colspan="3"></td></tr>
<tr><td rowspan="4">下次年检目　标</td><td>高血压</td><td colspan="3">血压：　　　mmHg</td></tr>
<tr><td>糖尿病</td><td colspan="3">空腹血糖：　　　mmol/L
(或) 餐后血糖：　　　mmol/L</td></tr>
<tr><td>不良生活方式改善目　　标</td><td colspan="3">运动____
吸烟____
饮酒____
摄盐____
饮食____
心理状态____</td></tr>
<tr><td>其　他</td><td colspan="3"></td></tr>
<tr><td>下次年检日期</td><td colspan="2"></td><td>医　生签　名</td><td></td></tr>
</table>

注：同《社区居民健康档案》表 3.1.4

填表说明

本表共分为4个分表，年检项目内容应参照表格内容进行，检查结果应如实填写，未进行的检查项目不填写。检查出现异常结果，应在相应项目后填写相关说明。特别须说明的项目：

表2.1　健康检查表

1. 症状：项目可以多选，在方框内填写相应症状编号的数字，如有其他症状，请在“其他”一栏中具体描述。

2. 一般状况：填写体温、脉搏、呼吸、血压、身高、体重、腰围的测量数值，计算体质指数（BMI）的数值。

老年人认知功能粗筛方法：告诉被检查者“我将要说3件物品的名称，如铅笔、卡车、书。请您立刻重复，过1分钟后再次重复。如患者无法立即重复或1分钟后无法完整回忆3件物品名称为粗筛阳性，需进一步行简易智力状态检查（详见《社区中老年人健康管理》附件）。

老年人情感状态粗筛方法：询问被检查者“你经常感到伤心或抑郁吗?”或“你的情绪怎么样?”如回答“是”或“我想不是十分好”，为粗筛阳性，需进一步行抑郁量表检查（详见《社区中老年人健康管理》附件）。

生活质量：SF36评分详见《社区中老年人健康管理》附件及相应软件。

3. 脏器功能：

视力填写具体数值。

听力检查：在被检查者耳旁轻声耳语“你叫什么名字?”，注意检查者的脸在被检查者视线之外。判断被检查者听力状况。

运动功能检查：请被检查者完成以下动作：“两手触枕后部”；“捡起这支笔”；“从椅子上站起，行走几步，转身，坐下。”判断被检查者运动功能。

4. 查体：在相应描述后的方框内填写对应被选项序号的数字。如有异常请在横线上具体说明，如其他淋巴结部位、个数；心脏杂音描述；肝脾肋下触诊大小；前列腺触诊大小等。

5. 一般人群检查：检查（包括在本社区卫生服务机构外做的）结果在相应栏内填写。

尿常规中的“尿蛋白、尿糖、尿酮体、尿潜血”阴性填“－”，阳性填“＋”。如果血常规、尿常规中的其他结果阳性，请填入其他一栏中。

心电图填写诊断结果。

表中列出的检查项目以外的实验室检查结果填写在“其他”一栏。

6. 特殊人群检查：

COPD 患者生活质量的 SGRQ 评分具体见《社区 COPD 病例管理》及相应软件。

表 2.2 生活方式及疾病用药情况表

1. 体育锻炼：指主动锻炼，即有意识地为强体健身而进行的活动。不包括因工作或其他需要而必须进行的活动，如为上班骑自行车、做强体力工作等。

2. 饮食习惯：项目可以多选，在方框内填写相应选项编号的数字。

3. 吸烟史：从不吸烟者不必填写“开始吸烟时间”、“戒烟时间”、“吸烟量”等。

4. 饮酒史：调查时不饮酒者不必填写其他有关饮酒史项目。饮酒量应折合相当于白酒“××两”。白酒 1 两折合葡萄酒 4 两、黄酒半斤、啤酒 1 瓶、果酒 4 两。

5. 生活方式：

心理状况：可以多选。填写患者目前的心理状态选择紧张、抑郁、焦虑、良好，如果有需要说明的情况，具体填写。

遵医行为：指患者是否遵照医生的指导去改善生活方式。

在良好、一般、差中选择适合患者目前情况的一项。其含义为良好＝“完全按照医生建议”，一般＝“部分按照医生建议”，差＝“拒绝接受医生建议”。

职业暴露史：指患者职业原因造成的化学品、毒物或射线接触史。如有，需填写具体化学品、毒物、射线名或填不详。

居住环境：在相应描述后的方框内填写对应被选项序号的数字。

6. 现存健康问题：在相应描述后的方框内填写对应被选项序号的数字，可以多选。

7. 住院治疗情况：应逐项填写。时间填写年月，年必须写4位。如因慢性病急性发作或加重而住院/家庭病床，请特别说明。医疗机构名称应写全称。

8. 用药情况：指目前服用药物，尽量填写化学名（通用名）而非商品名，用法按医生医嘱填写。

9. 非免疫规划预防接种史：在相应描述后的方框内填写对应被选项序号的数字。其他疫苗名称填写应完整准确。

表 2.3 健康评价表

1. 居民自我评判健康状况：让被检查者自我评判自己的健康状况并打分，0 分为最差，10 分为最好。

2. 生活质量：填写生活质量问卷评分结果。

表 2.4 现有疾病管理效果及下次年检目标

1. 现有疾病管理效果：

（1）现有疾病控制情况：参照相应适宜技术管理规范作出判断。如血压控制情况应根据不同情况作出选择：目前血压控制是否满意，是否存在药物不良反应以及在这一年中是否出现新的并发症或并发症出现异常。

（2）不良生活方式改善情况：是指患者指在健康管理指导下目前不良生活方式的类型和状态。根据患者自身情况在各项生活方式后面的横线上填写。如“吸烟从 20 支/天下降到 15 支

/天”或“吸烟认识到吸烟有害健康，准备戒烟”等。

2. 下次年检目标：不良生活方式改善目标是指针对患者目前不良生活方式的改善目标。与患者一起制定下一年度生活方式改善目标，并在每次随访中记录生活方式的现状，与年度目标比较，以提示患者改变不良生活方式。如“吸烟减为 10 支/天”。

姓名：　　　　　　　　　　　　编号□□□—□□□□□

表 3　糖尿病患者随访表

随访时间		___年___月___日	___年___月___日	___年___月___日
随访方式		1门诊 2家庭 3电话□	1门诊 2家庭 3电话□	1门诊 2家庭 3电话□
症　状：0.没有症状 1. 多 饮 2. 多 食 3. 多 尿 4.视力模糊 5. 感染 6.手脚麻木 7.下肢浮肿		□□□□□□□□ 其他	□□□□□□□□ 其他	□□□□□□□□ 其他
体征	血 压 mmHg			
	体重 kg			
	BMI			
	足背动脉搏动			
生活方式指导	吸 烟	/ 支/天	/ 支/天	/ 支/天
	饮 酒	/ 两/天	/ 两/天	/ 两/天
	运 动	次/周 分钟/次 次/周 分钟/次	次/周 分钟/次 次/周 分钟/次	次/周 分钟/次 次/周 分钟/次
	主食 克/天	/	/	/
	饮 食	1合理 2基本合理 3不合理 □	1合理 2基本合理 3不合理 □	1合理 2基本合理 3不合理 □
	心理调整	/	/	/
	遵医行为	1良好 2一般 3差 □	1良好 2一般 3差 □	1良好 2一般 3差 □
实验室检查	空腹血糖	______mmol/L	______mmol/L	______mmol/L
	餐后	______mmol/L	______mmol/L	______mmol/L
	其 他 检 查	糖化血红蛋白______%		检查日期：____月____日
用药情况	服药依从性	1规律 2间断 3不服药 □	1规律 2间断 3不服药 □	1规律 2间断 3不服药 □
	药物名称1			
	用法	每日 次 / 每次（剂量）	每日 次 / 每次（剂量）	每日 次 / 每次（剂量）
	药物名称2			
	用法	每日 次 / 每次（剂量）	每日 次 / 每次（剂量）	每日 次 / 每次（剂量）
	药物名称3			
	用法	每日 次 / 每次（剂量）	每日 次 / 每次（剂量）	每日 次 / 每次（剂量）
	胰岛素			
	用法	每日 次 / 每次（剂量）	每日 次 / 每次（剂量）	每日 次 / 每次（剂量）
	药物不良反应	1无 2有______ □	1无 2有______ □	1无 2有______ □
转诊	科 别			
	原 因			
此次随访分类		1控制满意 2控制不满意 3不良反应 4并发症 □	1控制满意 2控制不满意 3不良反应 4并发症 □	1控制满意 2控制不满意 3不良反应 4并发症 □
下次随访时间				
随访医生签名				

注：同《社区居民健康档案》表 4.4

填表说明

1. 症状：项目可以多选，在方框内填写相应症状编号的数字，如有其他症状，请在“其他”一栏中具体描述。

2. 体征：填写血压、体重的数值，计算体重指数（BMI）的数值，足背动脉搏动有打“√”，没有打“×”。如有其他阳性体征，请填写在“其他”一栏。

3. 实验室检查：糖尿病患者要求每次检测血糖值，其他检查不要求每次随访必查，医生根据规范的要求进行相关的实验室检查。如果在其他医疗机构进行了相关的实验室检查，在此记录检查结果。

4. 生活方式指导：

吸烟　斜线前填写目前吸烟量，不吸烟填“0”，吸烟者写出每天的吸烟量“××支/天”斜线后填写吸烟者下次随访目标吸烟量“××支/天”。

饮酒　斜线前填写目前饮酒量，不饮酒填“0”，饮酒者写出每天的饮酒量相当于白酒“××两/天”，斜线后填写饮酒者下次随访目标饮酒量相当于白酒“××两/天”。白酒1两相当于葡萄酒4两、黄酒半斤、啤酒一瓶、果酒4两。

主食　根据患者的实际情况估算主食（米饭、面食、饼干等淀粉类食物）的摄入量。为每天各餐的合计量。

饮食　“合理”指热量摄入合适，各种营养素搭配合理；“不合理”指热量和各种营养素都不合理；“基本合理”介于二者之间。运动填写每周几次，每次多少分钟。即“×次/周，×分钟/次”。

5. 用药：

服药依从性　分为“规律、间断、不服药”，从中选出一个划上“√”。“规律”是指随访期间完全按照医嘱服药；“不服药”是指随访期间未服用医嘱用药；“间断”介于二者之间。

药物名称 填写目前正在服用的药物名称，用法填写医生的医嘱用法。

服药不良反应 如果患者服用上述药物有明显的药物不良反应，要写明是哪种药物，什么不良反应。

6. 转诊：如果转诊要写明转诊的医院或科室类别，如××市人民医院心内科，并在原因一栏写明转诊原因。

7. 此次随访分类：根据此次随访时的分类结果，由社区医生在 4 种分类结果中选择一项划上“√”。“满意”意为“血压控制满意，无其他异常”；“不满意”意为“血压控制不满意，无其他异常”；不良反应意为“存在药物不良反应”；并发症意为“出现新的并发症或并发症出现异常”。同时结合上次随访情况，决定患者下次随访时间，并告知患者。

8. 下一次随访时间：写明具体时间，并告知患者。最后由此次随访医生签名。

附件三　常用单位换算

糖尿病常用化验数据惯用单位和国际单位间的换算系数

检测项目	惯用单位	国际单位	惯用向国际单位转换系数	国际单位向惯用转换系数
血糖（BG）	mg/dl	mmol/L	0.0555	18.0200
血压（BP）	mmHg	kPa	7.5000	0.1330
胆固醇（TC）	mg/dl	mmol/L	0.0259	38.6100
甘油三酯（TG）	mg/dl	mmol/L	0.0113	88.5000
肌酐（CR）	mg/dl	μmol/L	0.0113	88.4000
尿酸（UA）	mg/dl	μmol/L	0.0131	59.4900

参考文献

［1］中华医学会糖尿病学会．糖尿病临床指南，2000

［2］中华医学会糖尿病学分会．中国糖尿病防治指南，2004

［3］亚洲-太平洋地区2型糖尿病政策组．2型糖尿病实用目标与治疗（第三版），2002

［4］中国高血压防治指南起草委员会．中国高血压防治指南（试行本），1999

［5］武阳丰．高血压防治基层实用规范．中国实用社区医师杂志，2005.8